# EMOCIONALMENTE NO DISPONIBLE

ENCARNI ROMERO

# EMOCIONALMENTE NO DISPONIBLE

Aprende a construir relaciones sanas y a elegir bien a las personas que quieres a tu lado

DIANA

Obra editada en colaboración con Editorial Planeta – España



Diseño de portada: Planeta Arte & Diseño / Stephanie Irais Landa Cruz
Ilustración de portada: © GettyImages
Fotografía de la autora: © Archivo de la autora


Bajo el sello editorial DIANA M.R.
Avenida Presidente Masarik núm. 111,
Piso 2, Polanco V Sección, Miguel Hidalgo
C.P. 11560, Ciudad de México
www.planetadelibros.com.mx

Primera edición impresa en España: octubre de 2024
ISBN: 978-84-08-29187-9

Primera edición impresa en México: enero de 2025
ISBN: 978-607-39-2225-8

Algunos de los nombres y de los rasgos característicos de algunas personas se han modificado para proteger su privacidad.



Impreso en los talleres de Corporación en Servicios
Integrales de Asesoría Profesional, S.A. de C.V.,
Calle E 6, Parque Industrial
Puebla 2000, C.P. 72225, Puebla, Pue.
Impreso en México – *Printed in Mexico*

*A mis padres, por ser mis guías y sostén,*
*a mi hermana, por acompañarme a crecer,*
*a mis hijos, por ser quienes me llenan de alegrías,*
*y a mi marido, por ser mi mejor compañero de viaje.*

# ÍNDICE

# NOTA SOBRE LA GRAMÁTICA Y LOS CASOS REALES RELATADOS EN ESTE LIBRO

En primer lugar, me gustaría decir que las personas emocionalmente no disponibles pueden ser tanto hombres como mujeres. No obstante, verás que en este libro tiendo a hablar en masculino cuando me refiero a personas emocionalmente no disponibles, pues en la gran mayoría de los casos con los que trabajo en el consultorio es el hombre quien presenta esta falta de disponibilidad emocional.

Cualquier persona puede sufrir por desamor independientemente de su género o edad, y este libro va dirigido a todo aquel que tenga interés por saber más sobre este tema, sea hombre o mujer. Sea cual sea tu experiencia, es válida, aunque este libro no hable de ella de manera directa.

Los casos reales que encontrarás a lo largo del libro están basados en mi trabajo diario en consulta con las personas a las que he acompañado. Los nombres han sido modificados, así como algunos detalles personales, para preservar su intimidad.

# INTRODUCCIÓN

## Esas relaciones que duelen

Este libro habla de esas relaciones que duelen, de las que, lejos de aportarle algo bueno a tu vida, simplemente te atrapan y te roban la paz. En los años que llevo dedicándome a acompañar a mis pacientes para proporcionarles una vida mejor, he detectado un patrón que se repite con bastante frecuencia en mi consultorio: personas que están en una relación que las hace sufrir, pero que no pueden soltarla y dejarla ir. Personas dispuestas a hacer lo que haga falta con tal de que su relación funcione, hasta el punto de dejar de ser ellas mismas.

En los últimos años, he observado un notable aumento de personas que vienen a consulta con un autodiagnóstico de apego ansioso (no te preocupes, a lo largo del libro te explicaré qué son los apegos y cuáles son sus tipos). Estos pacientes creen que su principal objetivo es el de sanar este tipo de apego para salvar así sus relaciones. Es decir, todas estas personas están totalmente convencidas de que ellas son el problema porque son muy ansiosas y porque, si no se trabajan y cambian, nunca podrán tener una relación sana. Y es cierto que en algunos casos es así, pero este no es el problema de la gran mayoría de pacientes que se sientan en mi consultorio; el problema no está en ellos ni en su apego. El problema es que la persona con la que se han vinculado no es un lugar seguro porque no se encuentra emocionalmente disponible, y esta situación provoca que su apego ansioso se despierte como mecanismo de alerta, como un aviso de que deben salir de ahí. Pero, lejos de escucharlo, se autoengañan de manera inconsciente, pues es preferible creer que «el problema soy yo», y, por tanto, que está en mis manos cambiar y salvar la relación, que pensar que el problema es la otra persona, pues esto se escapa de nuestro control e implica asumir una realidad que duele: es necesario poner fin a la relación y debemos hacerlo nosotros mismos.

Si echas un vistazo a la información que se divulga por redes sobre relaciones, te darás cuenta de lo fácil que es caer en estos autodiagnósticos de apego ansioso. De hecho, tal vez tú misma hayas caído en ellos, ya que se tachan de tóxicas muchas conductas que en realidad no lo son, tales como expresar las propias emociones, llorar o enojarse por «tonterías» o pedir explicaciones cuando aún estás empezando a conocer a la otra persona. Conductas que te convierten en una intensa o en una «dramas», cuando la realidad es que, en muchas ocasiones, lo que sucede es que te encuentras en una relación en la que no se te está teniendo en cuenta o en la que tus necesidades no están siendo escuchadas ni validadas. Entonces, ¿dónde está el origen del problema? ¿Soy yo o eres tú? ¿El problema es mi tipo de apego o es que tú no eres un lugar seguro para mí?

Con este libro pretendo dar voz a todas esas personas que son tachadas de tóxicas cuando simplemente están intentado escuchar sus necesidades y poner límites. Porque las relaciones no solo se tratan de dar y dar, sino también de recibir. Porque deben ser un espacio en el cual poder escucharte y reafirmarte en tus necesidades. Porque no deberías conformarte en ningún caso con una relación que duele.

Por todo ello y con el objetivo de que este libro sea lo más útil posible para ti, lo he dividido en tres partes. En la primera, encontrarás las claves para identificar a esas personas emocionalmente no disponibles. De esta manera, podrás evitarte el sufrimiento que supone empezar una relación con una persona así (sobre todo si aspiras a tener una relación sana que te aporte paz y tranquilidad), y también te ayudará a reconocer si esa persona que te acompaña está o no disponible. En la segunda parte, te contaré cómo decir adiós y poder salir de estas relaciones que duelen; cuál es el camino que debes seguir y qué otras conductas, por el contrario, pueden estar dificultado tu recuperación y tu despedida definitiva. En la tercera parte, hablaremos del proceso de duelo, necesario para dejar ir definitivamente una relación que no te conviene y prepararte para lo bueno que está por venir. Repasaremos las diferentes fases del duelo y te daré consejos para que puedas transitarlo de la mejor manera posible, extrayendo un gran aprendizaje. En la parte final, después de identificar a las personas emocionalmente no disponibles y contar con las herramientas para poder cortar por lo sano cuando una relación no te compensa, te hablaré de cómo construir, esta vez sí, relaciones sanas con personas disponibles. Descubrirás las bases que tienes que trabajar en ti para dejar de verte envuelta en relaciones que duelen y comenzar a construir relaciones sanas con personas con apego seguro. En resumen, trataré de mostrarte un camino que te permitirá conocer a la niña herida que llevas dentro, empoderar a la adulta que eres ahora y sentir, por fin, que eres tú la que lleva las riendas de tu vida emocional.

No es nada fácil construir relaciones sanas, pues nadie nos ha enseñado a hacerlo, pero nunca es tarde para ponerse en marcha. En este libro conocerás las claves para identificar si estás viviendo una relación con una persona emocionalmente no disponible, si es verdad que el problema eres tú porque pides demasiado, o si, por el contrario, es que esa persona no te da un espacio seguro y te toca alejarte. Sea cual sea tu caso, en estas páginas te daré herramientas para que puedas gestionar tu situación personal y cortar por lo sano una relación que no te conviene, no te aporta y te lastra. Espero que, tras leerme, sepas cómo decir adiós sin mirar atrás y que empieces a mirar por ti misma.

PARTE 1

# LA RELACIÓN CON UNA PERSONA EMOCIONALMENTE NO DISPONIBLE

1

# NO ES TU CULPA

Para construir relaciones sanas, uno de los requisitos imprescindibles que debe cumplir nuestra potencial pareja es estar emocionalmente disponible. Es decir, estar abierta a hablar de su mundo interior y que la palabra «compromiso» no la haga salir corriendo. Es tan fácil como tener en cuenta que es necesario elegir bien a nuestra pareja para no sufrir en nuestras relaciones, pero qué difícil es llevarlo a la práctica.

Si estás leyendo este libro, es posible que no siempre hayas sabido elegir bien a tu pareja, que hayas sufrido en tus relaciones y que, a pesar de ello, te hayas empeñado en seguir intentándolo una y otra vez. Es posible que hayas normalizado que tus relaciones te causan sufrimiento, creyendo que cuanto más duelen, más intensos son tus sentimientos hacia esa persona y que el dolor que sientes cuando se aleja es directamente proporcional al amor que sientes hacia ella. Bien, pues déjame decirte que todo esto es una gran mentira.

Antes de entrar en materia, te propongo un ejercicio para ayudarte a conocerte mejor y para que reflexiones sobre la forma en la que construyes tus vínculos. Responde con honestidad a las siguientes preguntas:

¿Desde qué lugar construyo mis relaciones?

___

¿Busco pareja desde la desesperación por encontrar alguien que me valide y llene mis vacíos o desde la elección libre y racional?

___

¿En alguna relación he dejado de ser yo por complacer al otro o por miedo a que me deje?

___

El amor sano, ese al que todos debemos aspirar, no duele. Hay espacio para las conversaciones, incluso para las incómodas, hay disponibilidad para abrir nuestro mundo interior, para hablar de sentimientos y emociones. Hay, en definitiva, un deseo genuino de dejar entrar a esa persona en nuestra vida. Pero de dolor... ni rastro.

Cuidado. Con esto no quiero decir que las relaciones sanas sean perfectas, porque no lo son. Pero cuando una relación es sana, no hay intención de hacer daño al otro, y cuando el daño se produce, será sin intención y se buscará activamente reparar el daño causado, y no solo con palabras («lo siento» o «perdóname»), sino con hechos. Si una persona que te quiere y a la que le importas te hizo daño inintencionalmente, tratará de solucionarlo demostrándote que se arrepiente de haberte fallado y que está dispuesta a enmendar lo sucedido, con cambios reales de comportamiento que se mantendrán con el tiempo.

> Si una persona puede evitarte
> un poquito de sufrimiento y no lo hace,
> NO TE QUIERE
> (o al menos no como mereces).

Una relación con una persona no disponible emocionalmente se caracteriza por el sufrimiento: hay más días malos que buenos, y se cae, una y otra vez, en los mismos problemas y discusiones. Tal vez te repita eso de «te prometo que voy a cambiar», «no volverá a ocurrir»…, pero la realidad acaba siendo muy distinta y se entra en un bucle en el que se repiten una y otra vez los mismos errores y se sufre una y otra vez el mismo dolor. Y si esa persona puede evitarte un poquito de tu dolor, pero no lo hace, está claro que no es la persona correcta. En este tipo de relaciones puedes acabar sufriendo muchísimo, tal vez incluso llegues a dudar de ti misma, y tu empeño por sostener la pareja puede llevarte al agotamiento.

---

Estar en una relación con una persona emocionalmente no disponible puede dañar de forma muy negativa tu autoestima, la seguridad en ti misma y tu salud mental.

---

Cuando estás en una relación con una persona no disponible y empiezas a sentirte mal, es posible que tu círculo de amistades y familiares te digan que la culpa es tuya por quedarte en ese lugar, que no eres fuerte y que debes salir de ahí cuanto antes. Ante este tipo de situaciones, es posible que ya no te sientas cómoda hablando con tus seres queridos o tus amistades sobre tu relación y que sientas que siempre estás contando la misma historia y recibiendo los mismos consejos, pero sin avanzar ni poder moverte de ese lugar que tanto daño te hace, aunque en algunos momentos veas claro que debes salir de ahí. Tal vez llegues a pensar: pero ¿qué me pasa? ¿Es culpa mía por ser así?

> No, no es culpa tuya
> que no puedas salir de esa
> relación que te hace daño
> a pesar de ser consciente
> de que debes salir de ahí.
> No es culpa tuya.
> Ni eres débil ni tienes poca
> fuerza de voluntad, y, además,
> necesitarás algo más que
> fuerza de voluntad para poner
> punto y final a esa relación.

Debes grabarte esto en la mente: no, no es culpa tuya. Salir de este tipo de relaciones con personas no disponibles no es fácil. No te falta voluntad ni inteligencia. No te quedas ahí porque te guste sufrir. Lo que ocurre es que son relaciones muy adictivas. Cuando estás pasando por un buen momento, todo se vive de manera muy intensa y te sientes como en una nube, pero cuando algo no va bien, comienzas a dudar de ti, de tu valor y sientes que tu mundo se viene abajo.

Como te decía antes, es posible que haya momentos en los que veas claro que tienes que salir de ahí. Incluso puede que lo hayas hablado con familiares y amigos, llegando siempre a la misma conclusión. Pero a la hora de la verdad, simplemente, no puedes. Hay algo dentro de ti que no te deja. Tal vez incluso hayas conseguido dar el paso y decir adiós, pero sabiendo que no era un adiós verdadero, sino más bien un «te digo adiós, pero quiero que vengas» o una llamada de atención a tu pareja: «o cambias o me pierdes».

Es probable que ese empoderamiento que sientes en algunos momentos de lucidez concretos dure muy poco. Sé que ves pasar los minutos, las horas; sé que los días se hacen eternos y esa llamada en la que él te diga «vuelve, te necesito y voy a cambiar» no llega. Parece que, esta vez, ese adiós que comenzó siendo un aviso, empieza a ser una realidad. Así que comienzas a dudar de ti: «¿Quizás fui muy dura? ¿Quizás me equivoqué y no debí irme de esa manera?». Y por culpa de todas estas dudas comienzas a desdibujar tus propios límites y, una vez más, eres tú quien vuelve a esa persona para pedirle otra oportunidad.

## DINÁMICAS DE RELACIÓN CON UNA PERSONA NO DISPONIBLE

ME QUEDO ATRAPADA EN UNA RELACIÓN QUE DUELE
Comienzo una relación con una persona no disponible
Cuando se acerca experimento un gran bienestar
Aparece el miedo a dejar a mi «casi algo» porque «nadie me querrá»
Pronto comienza a alejarse y a darme señales de inseguridad
«Me siento insuficiente»
Me digo que el problema está en mí porque «soy una intensa»
Al recibir migajas, se refuerza mi creencia de que no soy suficiente
Me conformo con migajas. No pongo límites y me exijo estar bien

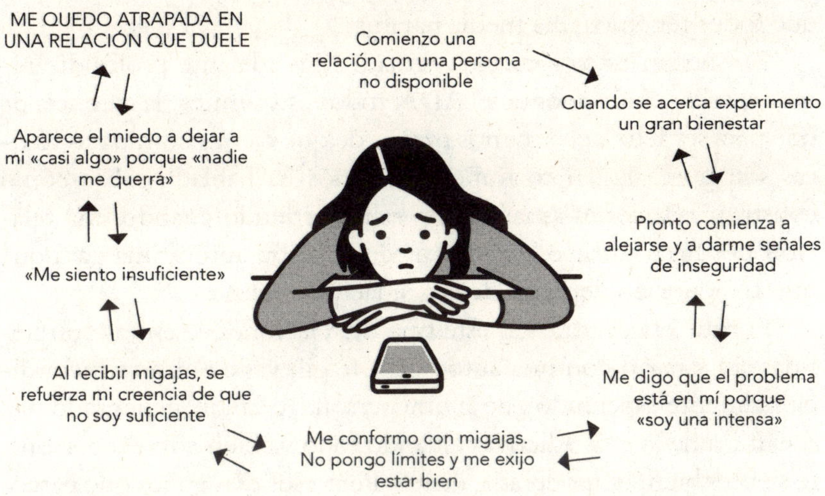

Con esta dinámica, vas perdiendo cada vez más tu capacidad de poner límites, tu valor y la seguridad en ti misma. Los esfuerzos por mantener esa relación pueden llegar a agotar tus energías, y sientes que estás sola tratando de luchar por mantener a flote la relación. Pero, a pesar de todo, ahí estás, ahí sigues en esa relación que te consume.

Lo haces, además, creyendo que eres débil por no poder salir de ahí, pero en realidad eres más fuerte de lo que crees. Porque sigues ahí, en pie, a pesar de todo el dolor, yendo a la universidad o a tu trabajo todos los días, levantándote cada mañana y esforzándote cada día por dar lo mejor de ti. Enhorabuena, pues, aunque quizás nunca nadie te lo haya dicho, hay que ser muy fuerte para, a pesar de ese dolor, seguir día tras día.

Ahora que ya sabes que eres una mujer fuerte, puede que estés pensando: «De acuerdo, no es culpa mía ni soy débil. Pero, entonces, ¿por qué sigo ahí?». Pues porque nunca nadie nos ha enseñado a construir relaciones sanas. Hemos crecido asimilando y dando por válidos los mitos del amor romántico, que normalizan este tipo de relaciones en las que el sufrimiento es el protagonista y en las que crees que necesitas a una persona para ser feliz, que el amor duele, que todos tenemos una media naranja...

Te suenan estos tópicos, ¿verdad? Más adelante profundizaremos en ellos. Llevamos en el ADN todos estos mitos, la creencia de que para ser feliz necesitamos pareja, de que ciertas conductas tóxicas son normales, pero nunca nadie nos ha hablado sobre cómo construir relaciones sanas, cómo salir corriendo cuando una relación nos hace sufrir o cómo proteger nuestra autoestima para que nuestro valor no dependa de la validación externa.

Porque esa es otra. En este tipo de relaciones, si entras con heridas sin sanar o con una autoestima frágil, vas a volcarte incondicionalmente esperando que la otra persona te valide, generando una dinámica de lo más adictiva. Cuando todo va bien con esa persona, te sientes bien, empoderada, guapa. Pero esos días en los que parece que pierde el interés por ti, sientes que vas perdiendo tu valor, te ves más fea, poca cosa, los días se vuelven más pesados y te inundan la tristeza y el malestar. ¿Cómo no te vas a volver adicta a esa persona si cuando estás con ella te sietes tan bien y cuando se aleja, pierdes todo tu valor?

Llegados a este punto, debes tener mucho cuidado con lo que te cuentas. Es posible que sientas que necesitas estar con esa persona para ser feliz, cuando se trata justamente de todo lo contrario. Esa persona es la causa de tu malestar, la que no sabe darte lo que necesitas como pareja, la que te hace dudar de ti misma y de tu valor. Es importante que entiendas que lo que te ofrece esa persona no tiene nada que ver contigo, sino más bien con él o ella. Cada uno da aquello que tiene. Y si no tienes esto claro, puedes acabar creyendo que el problema está en ti y que, si a ti no te da lo que necesitas, es porque no eres suficiente, porque hay algo malo en ti, porque no eres merecedora de amor. No es cierto, te lo aseguro; solo son mentiras que te cuentas a ti misma y que destrozan tu autoestima.

> Que una persona no te elija
> no define tu valor.
> Eres mucho más que la
> elección de otra persona.
> Quizás simplemente no estás
> en el mismo punto ni
> tienes las mismas necesidades,
> nada más.

Una relación con una persona no disponible puede llegar a confundirte mucho. Todo empieza de forma idílica: esa persona sabe cómo venderse bien, te ha mostrado su mejor cara y te ha regalado sus mejores palabras. Enseguida empiezas a idealizar a alguien con (supuestamente) muchas virtudes, y que se haya fijado en ti te hace sentir tremendamente especial. Hasta aquí todo bien, pero esta fase no durará mucho. Muy pronto empezarán a pasar cosas extrañas, tal vez sin que te dé tiempo a percatarte de ello.

Así, puede suceder que un día te haga sentir muy importante y valiosa, y al siguiente, una persona del todo insignificante. Y como tú tienes a esa persona idealizada, solo te fijas en sus puntos fuertes, olvidando todo lo malo. Colocas a la otra persona en un altar para ponerte tú por debajo, ignorando la realidad.

Se trata de una relación asimétrica en toda regla, en la que una persona está disponible, abierta a conversar, a poner nombre a la relación (eso no quiere decir que quiera casarse mañana) y a hablar de emociones y sentimientos, mientras que la otra ha levantado un muro y evita hablar del tema. En una relación de este tipo no se sabe muy bien qué esperar y qué no de la otra persona: no es posible hablar de límites, de lo que cada una de las partes necesita para estar bien.

Puede que alguna vez te hayas oído a ti misma soltando esta afirmación: «Tengo mala suerte, solo me gustan los chicos malos». Siento decirte que esto también es mentira. Lo que ocurre es que el refuerzo intermitente que te da esta relación con una persona emocionalmente no disponible con el «ahora sí me importas» / «ahora no», es adictivo, como si de una droga se tratara. Suele decirse que este tipo de relaciones se viven con una «química brutal», cuando en realidad es pura adicción. Y esas mariposas que sientes no son más que ansiedad. Siento ser yo quien te lo diga, pero no, no es amor. Más adelante, te explicaré con mayor detalle los mecanismos que entran en acción en este tipo de relaciones volviéndolas tan tóxicas, adictivas y perjudiciales para tu salud.

Por ahora, algo que debes comprender es que, en muchas ocasiones, no eres tú quien elige de manera consciente estas relaciones tan dolorosas, sino que suele ser tu sistema nervioso quien lo hace por ti. Pero ¿por qué? Pues porque se trata de un patrón relacional que le resulta familiar. Y aquello que nos resulta familiar nos resulta también llamativo, pues lo consideramos más predecible y, a su manera, «cómodo», por mucho daño que nos cause.

> Elegimos relaciones que duelen
> porque es más fácil estar en lo familiar,
> aunque duela,
> que explorar lo novedoso
> e incierto.

Espero que ahora tengas más claro cómo es una relación con una persona emocionalmente no disponible. Básicamente, es como si estuvieras en una montaña rusa de emociones. Son relaciones asimétricas en las que cada miembro de la relación desempeña un rol muy distinto, y siempre es la misma persona la que se esfuerza y se sacrifica, es decir: tú. Y, aunque seas consciente de que estás enganchada a un vínculo que te hace daño, te sientes incapaz de salir de él. Envuelta en idas y venidas, adicta a las migajas de amor que te dan.

### El *breadcrumbing*

Se trata de una táctica de manipulación emocional en la que una persona envía señales intermitentes de interés para mantener la atención de otra, sin comprometerse realmente. Esta estrategia mantiene a la víctima en un estado de esperanza y expectativa, a menudo causando confusión y afectando su bienestar emocional. El *breadcrumbing* es común en relaciones personales y digitales, en las que las interacciones superficiales pueden perpetuar la incertidumbre y el deseo.

### Los roles en las relaciones de pareja

Para comprender por qué se generan ciertas dinámicas en una relación de pareja con una persona emocionalmente no disponible, debes saber qué roles entran en juego en estas dinámicas y cuáles encarnas tú dentro de la relación.

Seguramente habrás visto muchas películas de amor en las que los miembros de la pareja protagonista adquieren distintos roles que definen y representan su papel (por ejemplo, la mujer soltera y el hombre casado; la joven inocente y el hombre maduro con experiencia; el príncipe azul que salva a la princesa...). A continuación, te describo los roles más conocidos en la ficción; pronto te darás cuenta de que te resultará muy sencillo llevar estos roles ficticios a la realidad y ponerles incluso nombres y apellidos de parejas que hayas tenido:

- **El ansioso:** necesita sentir a su pareja de una manera muy cercana. Es un tipo de personaje dominado por el miedo a que la relación se rompa. Cualquier gesto de distanciamiento por parte de su pareja le provoca un intenso malestar. En psicología, este tipo de comportamiento está asociado al apego ansioso. No obstante, es necesario discernir si la persona que se identifica con este rol realmente tiene apego ansioso, independientemente de cómo sea su pareja con ella, o si el motivo de su malestar es que su pareja no es un lugar seguro, lo que despierta su sistema de apego como señal de alarma.
- **El evitativo:** asociado a las personas muy independientes, que evitan el compromiso y se relacionan de manera muy superficial. Son personas a las que les cuesta mucho hablar de emociones. Este modo de relacionarse, en el ámbito psicológico, se puede relacionar con el apego evitativo. Son personas que tienden a sentir malestar cuando la relación comienza a adquirir forma de compromiso.
- **El manipulador:** su característica principal es el chantaje. Su forma de actuar podría encajar con lo que en psicología llamamos, «personalidad narcisista». Su patrón es muy característico: al principio, utiliza el *love bombing* para enamorar a la otra persona, enviando mensajes exagerados de amor y actuando de forma calculada para hacer que caiga pronto rendida a sus pies. Comienza entonces la segunda fase, la devaluación, caracterizada por comportamientos dirigidos a hacer sentir a su víctima culpable de haberlo herido o causado algún daño. Comenzarán también los desprecios, el maltrato y la manipulación. La víctima empezará a sentirse insuficiente, confundida e incluso llegará a pensar que se está volviendo loca. Se trata

de una estrategia de manipulación conocida como *gaslighting* («luz de gas» en español), que tiene como objetivo que la otra persona dude de sí misma y se sienta hundida. Para ello, el narcisista no dudará en negar la realidad, mentir o incluso inventarse una realidad paralela. En la tercera fase, comienza el descarte. La persona narcisista, tras haber hundido a la otra persona, la descarta y desaparece, sin explicaciones.

- **El infiel:** se caracteriza por las sucesivas infidelidades hacia su pareja. Son personas con tendencia a coquetear con otras fuera de su relación, abiertas y siempre en busca de nuevas experiencias y sensaciones. Según la teoría del apego (verás los tipos de apego en el apartado 6 de este capítulo), las personas infieles muestran tendencia a un apego inseguro.
- **El celoso patológico:** este rol es propio de personas que desconfían de una manera compulsiva e irracional de sus parejas, aunque no exista el mínimo motivo para ello. Detrás de ese comportamiento puede haber heridas del pasado o miedos que aún no se han superado. Hasta que no se reparen, no permitirán a la persona construir relaciones con una base segura.

Para detectar y manejar las dinámicas de roles en relaciones de pareja, es crucial observar y reflexionar sobre las interacciones y los comportamientos recurrentes que mantenemos. Si nos encontramos ante alguno de estos roles, es esencial abordar la situación con honestidad y comunicación abierta, buscando comprender las necesidades y los miedos subyacentes de ambos en la relación. En casos en los que la dinámica sea perjudicial o insalubre, podría ser necesario buscar apoyo profesional para facilitar un cambio positivo o, en algunos casos, considerar la posibilidad de terminar la relación para preservar el bienestar emocional propio.

### ¿Quién soy en mis relaciones y a quién elijo?

Quiero proponerte este ejercicio para que comiences a ser consciente de cómo te relacionas, desde qué lugar construyes tus vínculos, qué papel desempeñas en tus relaciones y a quién eliges como pareja.

Es importante que te tomes tu tiempo y respondas con honestidad.

Piensa en cada una de las relaciones que has tenido. Si pudieras imaginar cada una de ellas como si fuera una película, ¿qué papel desempeñarías tú?, ¿y tu pareja? Por ejemplo: «Yo era la ansiosa y él, el indiferente».

| Relación con... | Mi rol | Su rol |
|---|---|---|
| | | |
| | | |
| | | |
| | | |

Una vez que hayas reflexionado sobre tus relaciones, ¿a qué conclusiones llegas?, ¿hay algún patrón que se repita? Te invito a reflexionar sobre ello, pues es el primer paso para comenzar a contar historias distintas.

## 2
# ¿CÓMO SABER SI MI PAREJA NO ESTÁ EMOCIONALMENTE DISPONIBLE?

Como ya lo comentamos, uno de los indicadores más claros de que estás con una persona emocionalmente no disponible es que la relación te hace sufrir y tus esfuerzos por sostenerla están mermando tu bienestar. Pero ¿a qué nos referimos cuando hablamos de sufrir? La respuesta a esta pregunta es compleja, pues cada persona puede vivir el sufrimiento de forma distinta. Para que salgas de dudas, a continuación expondré distintas prácticas que son un indicativo de que no estás con la persona adecuada. Yo misma he observado estas prácticas con mucha frecuencia en mi consultorio tras asesorar a los miles de personas que, hasta el día de hoy y junto con mi equipo, he acompañado. Tras estos acompañamientos nos ha quedado muy claro que salir de una relación que duele, dejar de repetir siempre el mismo patrón relacional y aprender a construir relaciones sanas es posible, pero no siempre resulta fácil.

Si estás con una persona emocionalmente no disponible, es posible que te identifiques con algunas de las siguientes prácticas:

— **Falta de coherencia:** lo que te dice no está en sintonía con lo que termina haciendo. Quizás dice quererte, pero juega a perderte. Un día lo eres todo para esa persona y al otro no eres nada. Sientes que te vas a volver loca, ya no sabes ni qué pensar, ¿cómo un día puede quererte tanto y al otro olvidarse de ti? Pero luego viene con sus excusas: «Estaba muy ocupado», «Se me olvidó el celular», «No volverá a pasar»... Tú perdonas, pero en dos días se repite la misma historia.

— **Invalidación de tus emociones:** hablar de cómo te sientes suele ser motivo de conflicto y discusión en la relación. Hasta el punto de que, en muchas ocasiones, prefieres callar y ocultar lo que sientes a hablar y expresar tus emociones, pues sabes que, si lo haces, tienes una discusión garantizada. Como consecuencia, acabas sintiendo que tus emociones no tienen espacio en la relación. Tal vez hayas escuchado frases del tipo «eres muy exagerada» o «eres muy dramática», cuando has intentado expresar tus emociones. Incluso puede que hayas llegado a dudar de ti misma, a pensar que el problema es tuyo y que de verdad eres demasiado intensa.

— **Dificultad para poner nombre a la relación:** si en algún momento le preguntas «¿qué somos?», es posible que te conteste con un «deja que fluya, prefiero no poner ninguna etiqueta a lo nuestro». Esta puede ser una *red flag* (bandera roja) que anuncie que esa persona no quiere una relación de pareja.

— **Falta de responsabilidad afectiva:** la otra persona es incapaz de hacerse cargo de las consecuencias que sus actos tienen para ti. No tiene en cuenta tus necesidades, por lo que tiende a relacionarse desde el egoísmo, mirando solo por sus intereses. Incluso puede desaparecer de tu vida sin previo aviso y sin dar explicaciones. No es raro que, si estás conociendo a una persona emocionalmente no disponible, de pronto desaparezca, sin darte ninguna pista de cuál puede ser el motivo. Simplemente, se va y te deja confundida, tratando de encontrar una explicación, repasando tus palabras y acciones para detectar si pudiste hacer algo mal. Es lo que se conoce como *ghosting*. Si te ha pasado, por favor, no intentes buscar una explicación a lo ocurrido, y mucho menos te culpes de su desaparición. Que esa persona se aleje de un día para otro es algo que habla mal de esa persona, no de ti. No tiene sentido que busques el error que hayas podido cometer ni que revises una y otra vez sus últimas conversaciones intentado darle sentido a lo ocurrido. No lo hay. Una persona que se va sin dar una explicación ya te está diciendo todo lo que necesitas saber sobre ella.

— **Miedo a la palabra «compromiso»:** cualquier indicio que pueda dar a entender que vas más rápido de lo que necesita basta para que se aleje o se muestre distante. La palabra «compromiso» es para esa persona sinónimo de «pérdida de libertad», y esto le ahoga profundamente, por lo que decide alejarse.

— **Desconexión emocional:** una persona emocionalmente no disponible no acostumbra a hablar de su mundo interior, sino que más bien se muestra de forma hermética o fría. La gran mayoría de las veces esto ocurre porque ni siquiera ella misma sabe identificar lo que siente ni lo que necesita. Hablar de ello le resulta muy difícil y, por lo tanto, lo evita.

— **Se relaciona desde la superficialidad:** una persona así tiende a construir relaciones superficiales, tanto de pareja como de amistad. Incluso es posible que tenga muchas amistades, pero en muy pocas se da una conexión profunda. Evita hablar de temas que impliquen abrir su corazón o mostrar sus emociones.

— **Persona muy ocupada y con poco tiempo para ti:** le encanta pasar mucho tiempo a solas o tiene muchos *hobbies*. Por supuesto, esto no es nada malo, a todos nos debería gustar pasar tiempo con nosotros mismos, disfrutar de nuestra propia compañía y tener pasatiempos que nos motiven, pues es superimportante para nuestro bienestar emocional. Pero a este tipo de persona le gusta pasar tiempo a solas de un modo casi obsesivo. Y si un día no puede practicar ese pasatiempo o se le truncan los planes, no sabe adaptarse a los imprevistos. Si en algún momento siente que quieres entrar en su mundo o compartir sus *hobbies* con él, se puede sentir amenazado y reaccionar alejándose.

Estos son los rasgos más característicos de las personas emocionalmente no disponibles, lo que no significa que todas deban cumplir con todos ellos. Pero si estás conociendo a una persona y cumple con la mitad de estos rasgos, tal vez se trate de alguien emocionalmente no disponible.

Según lo que he podido observar en consulta, lo que le ocurre a la inmensa mayoría de las personas emocionalmente no disponibles es que, debido a las mochilas emocionales que cargan (su historia de vida, infancia, relaciones anteriores u otro tipo de experiencias vividas), están poco conectadas con su mundo emocional y han relacionado la idea de pareja con sufrimiento y pérdida de libertad. Como mecanismo de defensa (que suele ser inconsciente) se vuelven personas emocionalmente no disponibles para evitar sufrir o asomarse a su mundo interior, ya que no tienen los recursos necesarios para poder gestionarlo y eso les generaría un gran malestar.

También puede ocurrir que se trate de personas que sí quieran tener una relación, al contrario de lo que pueda parecer atendiendo a su comportamiento (según los rasgos de los que te hablaba antes), pero cuando consigues acceder a su mundo interior, algo que puede resultar un tanto complicado, ya que requiere de mucha introspección, descubres a una persona que sufre en sus relaciones y que no está conectada con sus emociones. Son personas que desean construir una relación sana, pero sin exponer su mundo interior, lo cual es imposible. Conectar emocionalmente con otra persona les aterra, pues lo han asociado al dolor y al sufrimiento, o, tal vez, simplemente, no saben cómo hacerlo. Como consecuencia, después de varios intentos fallidos, se sienten frustrados. Este tipo de personas se suelen identificar con un estilo de apego evitativo.

Pero, cuidado, no todas las personas emocionalmente no disponibles son personas con apego evitativo. Aunque mi experiencia en consulta me dice que la gran mayoría de ellas presenta este estilo de apego, algunas simplemente se encuentran en un momento vital en el que no desean tener pareja. También puede tratarse de personas sin responsabilidad afectiva, que no se sinceran con los demás y que prefieren no hablar sobre lo que están buscando en ese momento. ¿Te suena eso de «no tenemos nada»? Es una de sus frases típicas, con la que eluden cualquier tipo de responsabilidad. Vamos a analizarla:

## ¿Qué hay detrás de la frase «no tenemos nada»?

Cuando alguien recurre a esta frase, es evidente que se trata de una manera sencilla de liberarse de cualquier responsabilidad respecto a la otra persona. Es una forma de decir «no te hagas ilusiones porque voy a hacer lo que quiera, y si conozco a otra persona, es posible que tenga una historia con ella porque "no tenemos nada"». Pero no es así: que nuestra relación no tenga nombre ni forma definida no significa que no tengamos derecho a pedir ciertos límites o establecer unos acuerdos mínimos entre nosotros. Todos debemos ser responsables afectivamente con la persona a la que estemos conociendo, aunque no nos llamemos «novios». Sea como sea la relación, el vínculo existe, y esto es motivo más que suficiente como para respetarnos. Es posible que haya personas que quieran confundirte o que te llamen «intensa» por pedir un mínimo de responsabilidad, pero tenlo claro: pedir responsabilidad afectiva no te convierte en tóxica, y estás en todo tu derecho de desear establecer unos acuerdos con la otra persona. Lo realmente tóxico es apelar a la frase «no tenemos nada» para no asumir la parte de responsabilidad afectiva que corresponde a cada una de las personas del vínculo.

Decir «no tenemos nada»
no sirve de excusa para
no tener responsabilidad afectiva.
Si existe vínculo, merecemos respeto,
aunque nuestra relación no tenga nombre
o no esté definida por una etiqueta.

A veces, tengo la impresión de que hemos perdido todo el sentido común a la hora de construir relaciones sanas. Cada vez se construyen más relaciones basadas en lo que se conoce como «amor líquido», ese amor basado en el consumismo, en la inmediatez y en el «usar y tirar» en las que no hay ataduras y la responsabilidad afectiva brilla por su ausencia. En definitiva, un amor que se caracteriza por el escaso compromiso y la fragilidad del vínculo y en relaciones superficiales basadas en el placer a corto plazo.

En la sociedad actual, es tanta la oferta de posibles parejas que podemos encontrar a través de aplicaciones y redes sociales que podemos acabar creyendo que no tenemos que esforzarnos para construir una relación. Si no cumple con mis expectativas desde el minuto cero, adiós. Si no siento una chispa que me atraviese el cuerpo en la primera cita, me retiro antes de dar la más mínima oportunidad a la otra persona. Cada vez es más común vivir en una permanente búsqueda de una pareja «mejor» y el miedo a equivocarnos a la hora de elegir alimenta este tipo de relaciones superficiales en las que no hay responsabilidad afectiva ni ningún compromiso en general.

**¿Y qué pasa si la persona no disponible me lo advierte desde el principio?**

Puede darse el caso de que tropieces con una persona no disponible emocionalmente y que desde el minuto uno te deje claro que en ese momento no quiere una relación. En este tipo de situaciones, el error número uno que puedes cometer (si deseas tener una relación sana y estable) es quedarte. Ya sea porque te autoengañes diciéndote que a lo mejor tú tampoco quieres una relación o porque tengas la esperanza de que contigo será diferente, que serás tú quien le haga cambiar de opinión, que solo necesita un poco de tiempo para comprometerse contigo. Siento decirte esto, pero ninguna de las dos opciones es buena idea. Si deseas dejar de sufrir por amor y tener una relación sana, lo primero que debes hacer es alejarte de todo aquel que te diga que no quiere una relación.

Si te dice que no quiere
una relación seria,
créetelo.
No te quedes
para intentar convencer a alguien
de que vales la pena, pues mereces mucho más.

Como ya pudiste ver, no existe una única causa que explique por qué una persona es emocionalmente no disponible; tal vez tenga apego evitativo, o sea un inmaduro emocional, o no desee una relación estable en este momento, o puede incluso que sea narcisista o que, simplemente, solo quiera jugar contigo. Sea como fuere, no caigas en el error de quedarte a descubrir el motivo, ya que por el camino puedes perder tu dignidad y tu amor propio. Si lo que deseas es una relación estable, sal corriendo cuanto antes. Pues, si te quedas, antes o después, vas a sufrir.

Esas relaciones —o, mejor dicho, no relaciones— en las que te quedas intentando demostrarle a la otra parte que contigo sí vale la pena son los escenarios perfectos para golpear tu autoestima y perder, poco a poco, tu valor y tu dignidad. Comienzas una lucha contigo misma por querer convencer al otro de algo que, en el fondo, no quiere. Y no tardarás mucho en empezar a pensar que lo estás haciendo mal y que estás cometiendo algún fallo, pues los días pasan y sigues en el mismo punto. Estás dibujando el escenario perfecto para que empiecen a aparecer en tu mente pensamientos del tipo «no soy suficiente», «¿por qué conmigo no?», «seguramente con otra sí», «no puedo dejarlo ir, después de todo lo que he luchado en esta relación no puedo tirar ahora la toalla» o «si lo dejo ahora, vendrá otra y disfrutará de su nueva versión, después de haber luchado yo tanto».

Ante situaciones así, debes recordarte una y otra vez que su decisión no tiene nada que ver contigo. Da igual como seas, da igual las virtudes que acumules, nada va a hacer que cambie de idea. Su decisión habla de él, de su situación personal, sus valores, sus expectativas y sus carencias, pero nunca de ti. Grábatelo de una vez en lo más profundo de tu cabeza.

Cuando es amor sano, todo fluye de una manera sencilla. No tienes que quedarte a demostrarle nada a nadie, y menos a alguien que no está en el mismo punto que tú. En una relación sana puedes ser tú misma y mostrarte sin miedo y de manera auténtica.

A continuación, te comparto el caso de uno de mis pacientes, pues está totalmente relacionado con lo que ya explicamos en este apartado:

> José (nombre ficticio) vino a verme al consultorio tras una ruptura. Se sentía muy culpable porque su relación no había funcionado y, además, estaba perdiendo la esperanza de poder construir algún día una relación sana con alguien.
>
> José me habló sobre su historial de relaciones: siempre las vivía con mucha ilusión al principio, con la voluntad de construir algo bonito y sano. Pero, a medida que avanzaban, empezaba a sentirse ansioso y asfixiado, como si algo dentro de él le pidiera que se alejara, pues estaba perdiendo su libertad y eso le generaba malestar.
>
> Cuando se daban este tipo de situaciones sentía un conflicto en su interior. Por una parte, se sentía feliz por haber encontrado a alguien con quien compartir su vida y construir algo bonito. Por otra parte, sentía que, si seguía con esa relación, perdería su libertad, esa por la que tanto había luchado siempre, y no estaba dispuesto a ello.
>
> Siempre que se daba este conflicto interior, ganaba la parte que le decía que se alejara, con lo que cada vez se mostraba más distante en sus relaciones. Cuando sus parejas se daban cuenta de ello y trataban de hablar con él, nunca sabía qué decir. En consulta me comentaba: «Si no me entiendo ni yo, ¿cómo se lo voy a explicar a ella? A veces llego a

pensar que estoy loco, no sé qué me pasa, pero siento que nunca seré feliz, que nunca podré construir una relación sana. Quizás deba aceptar que nunca lo conseguiré».

José quería tener una relación, pero una parte de él asociaba la idea de la pareja con dolor, sufrimiento y pérdida de libertad. Como consecuencia, conectar de forma genuina y profunda con alguien le aterraba. Para resolver este conflicto interior que tanto malestar le generaba, trabajamos en su historia y sus experiencias de vida, sobre todo en aquellas que habían alimentado la creencia de que una relación de pareja es sinónimo de sufrimiento.

En pocas sesiones encontramos una de las causas que sembraron en él esta asociación:

El modelo de relación de sus padres siempre fue poco sano, ya que José creció entre gritos y peleas y entre discusiones que su padre terminaba con un «hijo, no te cases nunca, las mujeres solo quieren manejarte y quitarte tu libertad».

Años después esas palabras seguían grabadas por completo en su cabeza, frustrando sus intentos de compartir su vida con una pareja. A esto también se suma que José, desde pequeño, trataba constantemente de alejarse de sus padres y evitaba pasar mucho tiempo con ellos, así se ahorraba presenciar esas escenas que le causaban tanto dolor.

Descubrir el origen del problema fue un avance, pero no era suficiente. Aunque José era consciente de forma racional de que era posible construir una relación sana sin renunciar a su libertad, igualmente acababa alejándose de sus parejas. Su parte emocional no lo percibía así y su sistema nervioso se sentía en peligro y reaccionaba huyendo. Sentía tan reales las palabras que le decía su padre que no había nada que las pudiera cambiar.

Por suerte, acudió a nosotras para trabajar en él, para no resignarse a que sus cargas o sus experiencias siguieran condicionando su vida y sus relaciones.

Trabajamos sus recuerdos con Terapia EMDR.[1] En tan solo diez sesiones, José cambio su manera de ver las relaciones. Dejo de sentir que

1. La terapia EMDR (Desensibilización y Reprocesamiento por Movimientos Oculares) es un enfoque psicoterapéutico que implica la guía del terapeuta en movimientos oculares específicos para ayudar a los pacientes a procesar y superar experiencias traumáticas.

estaba en peligro y que tener pareja estaba asociado a sufrir y a perder la libertad. La terapia EMDR le permitió cambiar la narrativa que él mismo se contaba respecto a las relaciones. Y lo más importante, este cambio no solo se produjo en el plano racional, sino que realmente podía percibirlo en su cuerpo: su sistema nervioso empezaba a sentirse seguro ante la intimidad con otras personas.

Una vez logrado este objetivo, seguimos trabajando juntos para ayudarle a mejorar la gestión de sus emociones. En una de nuestras sesiones mensuales, me contó que había vuelto con su expareja, que se sentía bien y que ya no sentía ese nudo en el estómago que antes le gritaba «sal corriendo de aquí». Ahora se sentía cómodo hablando sobre sus emociones con ella y le había contado el origen de su comportamiento y que había trabajado en él. Por fin podía decirle que estaba preparado para tener una relación sana.

Como puedes ver, todos nosotros llevamos a la espalda nuestras propias mochilas de manera inevitable e inconsciente, cargadas con lo que vamos aprendiendo, viviendo, experimentando y sintiendo desde nuestra infancia. Con el tiempo, vamos adquiriendo determinadas funciones en el ámbito familiar que luego se reflejan en nuestras relaciones. A continuación, te cuento cuáles son las más comunes, y estoy segura de que te identificarás con alguna (o más de una) de ellas.

### Los roles en el ámbito familiar

- **La niña buena:** suele darse en mujeres que durante la infancia aprendieron que, para sentirse queridas y valoradas, debían portarse bien. La niña buena ha aprendido que, cuando agrada a los demás y hace lo que esperan de ella, la quieren; pero cuando no, el cariño y la aceptación le son retirados por parte de sus cuidadores, y eso un niño no puede permitírselo. Como resultado, se desarrolla una estrategia de manera inconsciente que consiste en renunciar a ser ella misma para cumplir con las expectativas de los demás, dejando de lado las necesidades y preferencias propias. Ahora quiero que imagines qué puede significar adquirir esta función para esa niña. Estarás de acuerdo conmigo en que las consecuencias que conlleva este papel serán muy negativas y que condicionarán sus relaciones cuando sea adulta.

- **La cuidadora:** cuando un niño o niña crece en un entorno en el que papá y mamá están apenas disponibles porque trabajan mucho, alguno tiene una enfermedad o cualquier otra situación, puede desarrollar, de manera inconsciente, el rol de cuidador o cuidadora. En estos casos, al niño o niña no le queda otra opción que crecer muy rápido e interpretar un rol que aún no le corresponde. Quizás tuvo que cuidar de algún hermano más pequeño o incluso de papá o de mamá si alguno no podía valerse por sí mismo. Mientras cuida del otro, el niño o la niña, de manera inconsciente, se siente visto y querido. Adoptar ese rol, forzadamente, fue su manera de «sobrevivir» a las circunstancias que vivió. A menudo se dice de los cuidadores que son personas muy maduras para su edad, a veces incluso como un cumplido, pero nada más lejos de la realidad. Son personas que tuvieron que renunciar a su infancia o a parte de ella para hacer unas labores que aún no les correspondían. Por un momento me gustaría que imaginaras qué consecuencias puede tener relacionarse y construir vínculos desde este lugar.
- **La oveja negra:** este rol se desarrolla cuando alguien crece en una familia sintiendo que es diferente a los demás, ya sea por tener gustos o intereses diferentes o distintas formas de ver la vida. La oveja negra puede crecer sintiendo que no encaja con el resto de sus seres queridos, creyendo, además, que hay algo malo en ella por no ser como los demás. Crecer bajo este rol puede hacer sentir a

la persona que tiene poca conexión emocional con sus seres queridos, lo que pone en peligro su necesidad de sentido de pertenencia al grupo.

- **El dependiente:** se da cuando una persona crece en una familia que lo sobreprotege. Cuando no dejan a esa persona que camine sola y le dicen constantemente eso de «espera, tú solo no puedes, mejor lo hago yo», es muy posible que esta persona desarrolle un rol dependiente, que sienta que no puede solo y que necesita a los demás para todo. Es un rol que promueve la dependencia, tanto física como emocional, y dificulta la autonomía. Te invito a reflexionar sobre ello haciéndote las siguientes preguntas: ¿desde qué lugar crees que construirá sus vínculos alguien así? ¿Qué consecuencias puede tener esta función a la hora de relacionarse en pareja?
- **La invisible:** cuando alguien crece en un ambiente en el que se le hizo sentir que no era importante, que daba igual lo que hiciera, cómo se portara o lo que dijera, posiblemente desarrolle lo que en psicología llamamos «indefensión aprendida». Es decir, la persona se siente tan poco vista que piensa que, haga lo que haga, no va a servir para nada. Esto genera mucha impotencia y hace que la persona se enfrente al día a día con gran pasividad ante cualquier situación o problema, pues ha aprendido que no hay nada que pueda hacer para cambiar el resultado de los acontecimientos.
- **El rebelde:** este rol podría considerarse el opuesto al de la niña buena. Imagina que solo te sintieras visto cuando haces algo mal, que la única manera de sentirte cerca de tus figuras de referencia fuera llamando su atención, que cuando no «haces ruido» pareces invisible para los demás, ¿qué crees que puede pasar? ¿Qué crees que haría un niño para asegurarse la atención de sus cuidadores? Cuando el rebelde se da cuenta de que solo lo atienden cuando se porta mal, refuerza de manera inconsciente el

comportamiento negativo y aprende a relacionarse desde ese lugar. Vayamos un poco más allá: ¿qué crees que tuvo que vivir esa persona para desarrollar dicha función o estrategia como medio para sentirse vista? ¿Y desde qué lugar crees que construirá sus vínculos una persona que ha desarrollado el rol familiar del rebelde?

- **El mediador:** se da en personas que han vivido en un ambiente con muchos conflictos familiares por los que se ha visto empujada a ser quien evita el conflicto a toda costa, mediando entre las diferentes partes para que los problemas no desemboquen en un conflicto mayor. Una de las principales consecuencias que puede tener este rol es la evitación del conflicto a toda costa, hasta el punto de desconectarse de uno mismo con tal de que haya paz.

Te suenan algunos de estos roles, ¿verdad? Seguramente has adoptado alguno de ellos a lo largo de tu vida —tal vez lo sigas haciendo— y que hayas tenido relaciones con parejas que pueden identificarse también con estos arquetipos.

La forma en la que hemos aprendido a vincularnos se repite en las relaciones que vamos construyendo a lo largo de nuestra vida. Pero ¿sabes cuál es la buena noticia? Que no tienes que resignarte a seguir con ese patrón el resto de tu vida. Por suerte, con ayuda profesional y trabajo personal y emocional, puedes profundizar en tu interior, conectar con tu autenticidad y desprenderte de los viejos patrones. Esos que, aunque en su momento te ayudaron a «sobrevivir» durante la infancia, hoy te están impidiendo construir la vida que deseas.

Te dejo un pequeño ejercicio para que puedas reflexionar sobre ello:

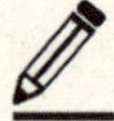

Busca un espacio donde puedas estar a solas y que te transmita calma. Intenta conectar con tu respiración y visualízate rodeada de tu familia en la casa en la que creciste. Me gustaría que intentaras conectar con esas creencias sobre el amor que aprendiste en tu infancia. Observa también qué función has desempañado a lo largo de los años en tu familia. Intenta concretar en una sola palabra ese patrón que se ha repetido una y otra vez. Algunos de los que más escucho por parte de las mujeres que acuden a terapia son «la niña buena», «la cuidadora»...

Una vez que tengas claro cuál es tu principal rol, pregúntate: ¿de qué manera están afectando a mis relaciones esas creencias sobre el amor con las que he crecido? Esa función que desempeñé en el vínculo con mi familia, ¿tiene alguna relación con la función que tiendo a desempeñar en mis relaciones?

Visualízate soltando ese guion que sueles seguir en tus relaciones futuras y piensa cómo cambiarían tus relaciones si lo hicieras. Te invito a que reflexiones sin prisa sobre estas cuestiones para que, poco a poco, encuentres respuestas que te ayuden a romper con tus patrones anteriores y a elegir un amor más sano.

A continuación, te dejo algunos consejos que te pueden ayudar a soltar tu guion de vida, ese que hoy te limita a la hora de construir vínculos sanos:

— Deja de poner el foco en qué sientes tú por la otra persona y enfócate en cómo te hace sentir a ti esa relación.
— Valida lo que sientes en cada momento y utilízalo como brújula interior para tomar decisiones.
— Muéstrate auténtica y vulnerable. Cuando dejas de ser tú misma en tus relaciones para gustar a la otra persona te estás abandonando, y desde ese lugar nunca serás feliz.

— Conecta con tu valor y deja de vivir las relaciones como un medio para recuperarlo.
— Toma conciencia de que tus creencias limitantes sobre ti misma, como, por ejemplo, «no soy suficiente», tienen más que ver con la incapacidad de tu entorno de hacerte sentir vista y suficiente que contigo.
— Analiza qué tipo de relación necesitas. Antes de iniciar una relación tienes que averiguar qué necesitas tú e ir tomando decisiones basándote en ello.

3

# ES HORA DE DEJAR DE PEDIR

Comenzar una relación con una persona emocionalmente no disponible puede ser el principio de una dura etapa para ti. Quizás te cueste verlo al principio, pero no tardarás mucho en comenzar a sufrir e incluso a dudar de ti misma.

Una persona emocionalmente no disponible se vincula de manera muy superficial y no sabe cómo construir espacios de intimidad para que el vínculo sea un lugar seguro. Por ello, pronto comenzarás a darte cuenta de que algo no va bien, a sentirte insegura y a ver que la relación no avanza.

Por supuesto, si decides abordar este tema con tu pareja, no estará disponible para hablar de ello, y muy posiblemente te diga cosas como «fluye, déjate llevar», «aún es pronto para etiquetar la relación» o lo que es aún peor: «eres una intensa», lo que inevitablemente te hará sentir que hay algo malo en ti o que estás pidiendo demasiado.

Y de este exabrupto, poco a poco y de manera muy sutil, vas entrando en una espiral de manipulación emocional. Porque sí, invalidar lo que sientes y hacerte sentir culpable de todo es también un tipo de manipulación. Y claro, puede ser que él no esté viviendo la relación como tú, que no experimente los mismos sentimientos ni emociones, pero eso no le da derecho a invalidar los tuyos. A continuación, hablaremos de la manipulación emocional a profundidad para que aprendas a detectar cuándo estás siendo víctima de ella.

## LA MANIPULACIÓN EMOCIONAL

Entendemos por «manipulación emocional» una forma de violencia que hace uso del chantaje emocional, la culpa, el miedo o la distorsión mental con el fin de ejercer control sobre la otra persona y de obtener algún tipo de beneficio con ello.

Puede ser que la persona emocionalmente no disponible trate de manipularte; en algunos casos será intencional y en otros puede ser inconsciente, pero no por ello debes pasarlo por alto, pues el dolor que te provoca es real. Pero ¿por qué se comporta así? Pues porque no siempre es capaz de ser sincera, ni con los demás ni con ella misma. Una persona emocionalmente no disponible vive desconectada de sus propias emociones, no entiende muy bien desde qué lugar se vincula y es incapaz de reconocer que no se está involucrando en la relación o que no tiene una buena responsabilidad afectiva. Para suplir este tipo de carencias, recurre a estrategias de manipulación, como culpar o invalidar a la otra persona, en lugar de reconocer y asumir su parte de culpa. Solo de esta manera, haciendo sentir mal a la otra parte, puede garantizar que esta va a seguir a su lado, y suele hacerlo con estrategias como las siguientes:

**Las estrategias de manipulación más comunes:**

- **Invalidación emocional:** se da cuando cuestionan tu forma de sentirte, tratando de minimizar o ridiculizar tus emociones. Puede manifestarse con el uso de expresiones del tipo «eres una exagerada» o «no es para ponerse así».

- **Generación de culpa:** cuando te hacen sentir mal por cualquier motivo, sin razones ni fundamentos lógicos. Incluso pueden culparte sin que hayas hecho nada, generando en ti un gran desconcierto.
- **Uso de la comparación compulsiva:** tendencia a comparar a la pareja con otras personas, menospreciándola, haciéndola sentir inferior e insuficiente. Este tipo de manipulación hace que la otra persona sienta constantemente que no está a la altura.
- ***Gaslighting*:** con esta estrategia, el manipulador pretende que su víctima empiece a dudar incluso de su propia verdad. Para ello, desacredita los recuerdos y las percepciones de la otra persona. La persona manipulada puede sentir, por momentos, que su juicio le falla o que se está volviendo loca.
- **Castigo con el silencio o ley del hielo:** cuando la persona emocionalmente no disponible considera que la otra persona ha tenido un comportamiento que no es adecuado o que no es de su agrado, la castiga retirándole la palabra. El objetivo es que la víctima comprenda que no puede comportarse así y que no vuelva a repetir ese tipo de conducta, en lugar de hablar con la otra persona sobre lo ocurrido y llegar a un acuerdo.
- **Victimismo:** es un tipo de manipulación que consiste en echar la culpa a otra persona de todo lo malo que le ocurre a uno mismo. De esta manera, la persona manipuladora elude cualquier tipo responsabilidad, con el objetivo de recibir toda la atención por parte de su víctima.

Como comentaba anteriormente, en ocasiones, esta manipulación puede ser inconsciente, pues la persona emocionalmente no disponible no es consciente de cuál es su problema real. Pero, ojo, esto no debe ser una excusa para que sigas a su lado. Porque, aunque la manipulación no sea intencional, tu sufrimiento va a ser el mismo.

> Grábatelo muy bien: no importa cuál sea la intención de la otra persona, lo que cuenta es que estás sufriendo. No pases por alto tu sufrimiento, pues dejarlo de lado puede tener consecuencias nefastas para ti.

Es horrible desear que una relación funcione y sentir que eres tú la responsable de que no esté yendo bien, ya que harás todo lo necesario para dejar de sentirte así. Para conseguirlo, comenzarás a invalidar tus necesidades, a olvidarte de ti, y, poco a poco, te convertirás en tu peor enemiga. Y eso es algo que no puedes permitirte.

## NO ERES TÓXICA

Cuando estás en una relación con alguien emocionalmente no disponible, fruto de las manipulaciones anteriormente descritas, puedes acabar pensando que tu conducta es cuestionable, que te estás pasando de la raya, que haces demasiados dramas o incluso que eres tóxica por no dejar a la otra persona vivir la relación a su manera. Pero nada de esto es realmente así.

Lo que en realidad es tóxico es no escuchar a tu pareja o invalidar sus necesidades, no responsabilizarse del comportamiento que estás teniendo hacia la otra persona, olvidarse del sufrimiento que puedes causar al otro con tu actitud o hacer sentir culpable al otro por sentirse como se siente.

Si notas que continuamente tienes que estar pidiendo lo que para ti es básico, y que además te tachen de tóxica y exigente por ello; si continuamente tus necesidades y sentimientos son invalidados… es hora de dejar de pedir. Es hora de irte.

> No, no eres tóxica por pedir un mínimo de cuidado ni atención por parte de tu pareja. Lo realmente tóxico es que tengas que estar siempre recordándole a tu pareja cuáles son tus necesidades en la relación.

Quedarte al lado de esa persona no hará más que reforzar tu creencia de que no eres suficiente o de que hay algo malo en ti. Cada vez, más y más, una vocecita en tu interior te dirá: «Lo ves, no eres suficiente, nadie te querrá y nunca construirás una relación sana». Esto hará que te quedes en esa relación y que acabes conformándote con migajas. Se trata de un círculo vicioso del que es muy difícil salir, porque cuanto más sientes que no eres suficiente, más te aferras a esa relación en la que no saben darte lo que mereces y más te repites a ti misma que «mejor esto que nada» o «si lo dejo, me quedaré sola para siempre». Y cuanto más tiempo te quedas al lado de esa persona, más crece en ti la sensación de no ser importante, de creer que nunca vas a lograr construir algo bonito y sano con otra persona. No eres tóxica por pedir reciprocidad, por expresar tus necesidades, por poner límites, por pedir explicaciones cuando su manera de tratarte es incongruente y ambivalente. No eres tóxica por hablar de lo que te hace daño. Es hora de normalizar que toda relación necesita que su pareja atienda y cubra ciertas necesidades, siempre buscando el equilibrio de los dos miembros y haciéndonos responsables de las necesidades que, a título individual, tenemos cada uno con nosotros mismos.

En una relación con una persona no disponible emocionalmente, las conductas tóxicas suelen venir de la otra parte, no de ti. Estoy segura de que te sonará la siguiente dinámica: la otra persona te ignora, te ningunea, no hay espacio para tus necesidades y cuando decides hablar y expresar el dolor que llevas dentro, te llama exagerada. Sabes que tu felicidad no está ahí, cada vez te sientes más distanciada emocionalmente de la otra persona y un día te armas de valor y le dices adiós. Pero los días pasan, las semanas pasan y esa llamada que tanto esperas, esa que te confirme que la otra persona realmente te quiere y quiere estar contigo, no llega. Te inundan el vacío y el miedo a la soledad. Entonces cambias tu estrategia y empiezas a decirte que quizás no es para tanto, que igual estabas exagerando y que el problema eres tú, que pides demasiado. Comienzas a rebajar tus estándares, a cuestionar tus necesidades y a conformarte con migajas. El miedo empieza a decidir por ti, y te quedas a intentar calmar tu dolor justo en el lugar en el que te lo están causando, lo que a su vez te causa una gran ansiedad. Te resulta familiar, ¿verdad? Pues ese es justo el momento en el que, por no perderlo a él, comienzas a perderte a ti.

> Una relación no se basa simplemente en enamorar a la otra persona, también debes preguntarte si la otra persona es adecuada para ti.

Déjame contarte la historia de Ingrid, una paciente que, cuando acudió a mi consultorio, estaba en una relación con una persona no disponible emocionalmente. ¿Adivinas quién creía ella que tenía el problema? Exacto, Ingrid se culpaba de que su relación no fuese bien.

Recuerdo nuestra primera sesión en consulta. Ingrid, una chica joven, con apariencia frágil, despertó en mí una gran compasión. Me contó que llevaba unos meses muy ansiosa y que todo había comenzado a raíz de conocer en una red social a Óscar, un chico cinco años mayor que ella. Cuando hablamos sobre los objetivos que quería conseguir en terapia, me respondió muy decidida: «Quiero cambiar mi estilo de apego, soy muy ansiosa y, si sigo así, la relación terminará por mi culpa».

Cuando le pregunté en qué punto se encontraba la relación con Óscar, no supo muy bien qué responder. Le pregunté también qué opinaba él de la relación y cómo la definía, a lo que me respondió que no se atrevía a preguntárselo, pues ya había tratado de sacar el tema hacía un par de meses y él le dijo que era muy pronto para hablar de sentimientos y que no se pusiera tan intensa. Él le había asegurado que quería una relación, pero poco a poco. «Deja que fluya», le decía.

Pronto pude ver claramente qué era lo que tanto malestar le estaba causando a Ingrid. Estaba en una relación con una persona emocionalmente no disponible y había creído lo que él le había dicho, tomándolo como una verdad absoluta y sin percatarse de que no había congruencia entre lo que decía y lo que hacía. Él decía querer tener una relación, pero su comportamiento demostraba lo contrario: se negaba a hablar de emociones y, por si fuera poco, la culpaba de ser demasiado intensa por querer hablar de sus sentimientos.

Recuerdo sus palabras mientras me ponía al tanto de la situación: «Tengo que controlar mis sentimientos o la relación terminará por mi culpa, no quiero ser tan intensa, no me gusta ser así, por mi culpa se va a alejar de mí».

Para Ingrid era mucho más fácil sentir que el problema era ella, pues eso le daba un control sobre la relación y, por tanto, la solución sería «fácil». Porque si el problema era ella, estaba también en sus manos arreglarlo todo: «Si yo cambio, la relación funcionará».

Este es el punto en el que Ingrid llegó a mi consultorio. Deseaba con todas sus fuerzas dejar de sentir, de tomarse en serio sus emociones y necesidades. En esencia, deseaba dejar de ser ella, pues solo así conseguiría mantener a Óscar a su lado. Pero ¿quién puede ser feliz así?

Recuerdo que no fue fácil confrontarla con la realidad. Cuando insinué que quizás no era ella la única que debía hacer cambios en la relación, y que quizás habría que analizar si esa relación era un lugar seguro para ella, por un lado, le dolió pensar que igual no todo estaba en sus manos, pues de esta manera tenía menos control y menos margen de maniobra para salvar la relación. Pero, por otro lado, sintió alivio, pues por primera vez desde que empezó la relación se estaba permitiendo validar sus emociones y dejar de creer que era una intensa. Por primera vez estaba escuchándose a sí misma.

En la segunda sesión, reconoció que había tenido una semana difícil, que una parte de ella no quería ver que tal vez estaba con la persona equivocada. Pero que, al haber empezado a trabajar sobre el tema, comenzaba a pensar que no había nada malo en sus sentimientos, y que estaba en todo su derecho de pedir un mínimo de cariño y atención por parte de su chico.

Tras conseguir dar el difícil paso de confrontar la realidad y tomar conciencia de que esa relación no era un lugar seguro para ella, era el momento de comenzar a validarse. Hacer un camino de vuelta a su interior, conocerse, identificar qué necesitaba en una relación para sentirse segura, definir cuáles eran sus imprescindibles y también sus límites. En definitiva, dar voz a sus necesidades, a sus emociones y no dejar que nunca nadie la volviera a hacer dudar de sí misma.

Después, correspondió dar otro duro paso: hablar con Óscar y expresarle todos sus sentimientos y necesidades, ante lo que él respondió volviendo a llamarla intensa y ansiosa. Él seguía sin estar disponible para abrir su mundo emocional. Quería una relación, sí, pero solo con sus condiciones, y estas condiciones hacían sufrir a Ingrid. Por primera vez, ella fue consciente de ello.

No voy a decir que fuera un trabajo fácil, pero sí valió mucho la pena. Fue un viaje con muchas paradas, pero, en todas y cada una de ellas, hubo un bonito aprendizaje.

Un tiempo después Ingrid me escribió dándome las gracias por el trabajo que hicimos juntas, por ese mapa que elaboramos de su mundo interior. Me contaba que, gracias a todo ese trabajo, hoy se sentía en calma, feliz y preparada para comenzar, ahora sí, una relación sana y plena con un chico que había conocido hacía unos meses.

El caso de Ingrid es muy frecuente en consulta, y tal vez te hayas sentido identificada con su historia. Cuando estás con una persona emocionalmente no disponible, es fácil acabar pensando que el problema eres tú y tus emociones, por lo que no te permites conectar con lo que sientes, con tus necesidades ni con los límites que consideras lícitos. Y esto te lleva a construir relaciones sin una base segura para ti. Si deseas construir una relación sana, no puedes negar tus necesidades, aunque ello suponga perder a la otra persona. Tampoco puedes sostener todo el peso de la relación: claro que debes hacerte responsable de la parte que te corresponde, pero no puedes olvidar que tu pareja también debe hacerse responsable de la suya.

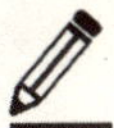

Para terminar este capítulo, te propongo algunas cuestiones para que puedas reflexionar:

A la hora de construir relaciones, ¿tienes en cuenta tus emociones? ¿Sabes escuchar lo que sientes y necesitas?

___

¿Diferencias entre lo que tú sientes por esa persona y lo que esa persona te hace sentir a ti?

___

¿Utilizas como referencia tus emociones para tomar decisiones?

___

¿Has sabido poner límites y dejar de pedir cuando la otra persona no estaba disponible?

___

Haz un listado de tus últimas relaciones y reflexiona sobre qué te hacían sentir y qué poder tenían tus emociones en tus decisiones.

4

# LA QUÍMICA DEL AMOR

Seguramente estás de acuerdo conmigo si te digo que el amor es una de las sensaciones que más placer aporta al ser humano. La sensación de sentirnos amados y correspondidos nos genera una inmensa sensación de gratificación, y es muy fácil que nos volvamos adictos.

Hay estudios que confirman que los componentes químicos que segrega nuestro cerebro cuando nos sentimos atraídos por una persona son tan adictivos como una droga. Los químicos que entran en acción cuando nos vinculamos con nuestro ser amado nos hacen experimentar todas las emociones de una manera más intensa. Nos sentimos la persona más afortunada del mundo si nuestro amor es correspondido, al igual que nos creemos la persona con más mala suerte del planeta si experimentamos un rechazo o las cosas no funcionan como desearíamos.

La dopamina, también conocida como la «droga del amor», es uno de los neurotransmisores que desempeña un papel principal en el amor y las relaciones. Se encarga de hacernos sentir placer y euforia, es el neurotransmisor que nos «enciende la llama». Cuando entramos en contacto con la persona amada, se produce un aumento del nivel de dopamina y experimentamos sensaciones tan agradables que idealizamos a esa persona, lo que provoca en nosotros un deseo irreprimible de querer estar junto a ella y sentirla cerca. Por el contrario, si esa persona se aleja de nosotros, comenzaremos a sentirnos tristes y ansiosos, y pronto nuestro cuerpo comenzará a notar los síntomas del síndrome de abstinencia.

Otro neurotransmisor determinante cuando nos enamoramos es la oxitocina, también conocida como la «hormona del amor». Este neurotransmisor nos «conecta» con la persona amada. Nos ayuda a sentirnos más cerca y más unidos en el plano emocional. Empezamos a sentirnos acompañados y eso alivia nuestra sensación de soledad.

Por último, también entra en juego la serotonina, conocida como la «hormona de la felicidad». Cuando nos acercamos a la persona amada, nuestro cuerpo comienza a liberar serotonina, lo que nos hace sentir bienestar y una gran felicidad recorre nuestro cuerpo.

> Antes de contarte a ti misma que esa persona es el amor de tu vida, asegúrate de no estar empachada de químicos.

## LA HABITUACIÓN

Del mismo modo que ocurre con cualquier otra droga, si mantienes el contacto con esa persona de una manera continua, tu cerebro se habitúa a los químicos que produce y cada vez necesitará dosis mayores de neurotransmisores para sentir con la misma intensidad las emociones propias del amor.

Muchas personas confunden esta habituación con el aburrimiento, pensando que el amor ha llegado a su fin. Pero la realidad es que, simplemente, nuestro cuerpo se ha acostumbrado a la presencia de esa persona en nuestra vida. Es importante que tengas esto en cuenta para no confundirlo con el desamor. Debes saber que llegará un día en el que las mariposas ya no se sentirán y que, en ese momento, la etapa del enamoramiento habrá terminado.

Pero, como te explicaba, esto no significa que el amor entre tú y tu pareja se haya acabado, simplemente es el inicio de una nueva etapa entre ustedes. Ahora empiezas a ver a tu amado de una manera más realista, comienzas a detectar sus fallos, sus defectos... Y es también el momento en el que puedes decidir realmente, sin el filtro del amor adulterando tu mirada, si esta persona es para ti o no, si estabas realmente enamorada o si solo estabas empachada de químicos.

> Solo cuando pase
> la etapa del enamoramiento
> y llegue la habituación,
> sabrás si realmente estás enamorada
> de esa persona o si solo estabas bajo
> los efectos de la química del amor.

## EL CIRCUITO DE LA ADICCIÓN

Y ahora que ya conoces la dinámica que se da en nuestro cerebro en una relación sana, con su etapa de enamoramiento y la posterior habituación, vayamos al meollo del asunto: ¿qué sucede en las relaciones con personas emocionalmente no disponibles? ¿Por qué son tan adictivas?

Lo primero que debes saber es que, en las relaciones con personas emocionalmente no disponibles, no llegará a darse nunca la habituación, pues se trata de relaciones en las que se aparece un reforzamiento intermitente. Una persona emocionalmente no disponible un día está para ti y al siguiente no, y esto genera una gran adicción. Realmente puedes quedar atrapada con este tipo de personas como si de una droga se tratara, sin llegar a habituarte a ellas.

> El refuerzo intermitente es una estrategia que premia la conducta de la otra persona solo en algunas ocasiones: unas veces te prestan atención y otras no; hoy te hacen sentir importante y mañana, en cambio, insignificante. El refuerzo intermitente genera una gran adicción en la persona que lo experimenta, ya que produce una gran explosión de dopamina en el cuerpo, activando el circuito del placer y generando un circuito de adicción. Todo esto crea en la persona que lo experimenta una gran inseguridad y un alto nivel de ansiedad al querer volver a conseguir ese deseado premio que un día le fue dado. Por su dinámica, el refuerzo intermitente no genera habituación, con lo cual se refuerza y activa, aún más, el circuito de adicción.

Cuando estás con una persona emocionalmente no disponible, tu cuerpo libera neurotransmisores como la dopamina y el cortisol, generando en ti emociones relacionadas con el placer, la excitación y la ansiedad. Cuando esa persona está cerca, se produce un aumento del nivel de dopamina y experimentas una gran sensación de placer. En cambio, cuando esa persona se aleja, se produce un drástico descenso del nivel de dopamina y aumenta el del cortisol, generando en ti una amarga sensación de malestar y ansiedad. Poco a poco, te vas volviendo adicta a esas sensaciones de placer que experimentas cuando estás con esa persona, y te cuesta tolerar el malestar que sientes cuando se aleja. Entras en un círculo vicioso de ascensos y descensos emocionales del que es muy difícil salir.

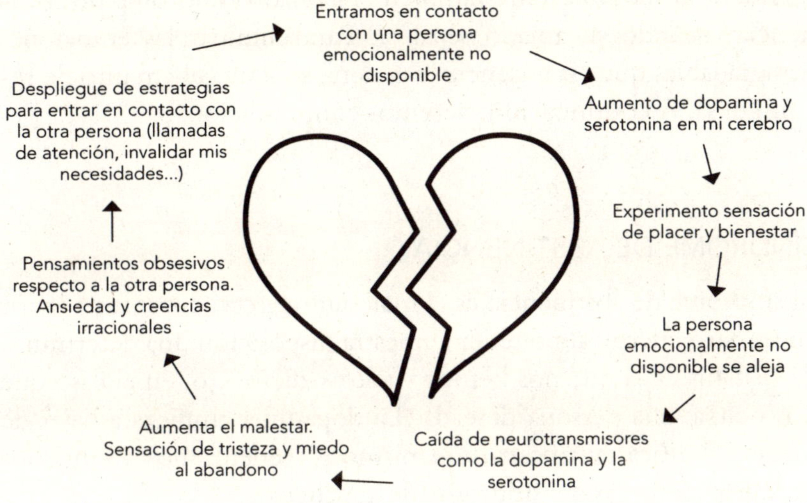


En mi práctica diaria en consulta, observo con frecuencia una tendencia a confundir amor con adicción. Trato a personas que, aun estando en relaciones que les generan un gran dolor, se sienten incapaces de decir adiós. Y cuando les pregunto por qué no sueltan esa relación que tanto daño les produce, sus respuestas son claras y directas: «¡Lo amo tanto!». Pues bien, siento ser yo quien te diga que eso no es amor, es adicción. Así de simple y así de duro: lo que sientes no es amor. Y entiendo y valido lo que sientes, y comprendo que una parte de ti de verdad crea que sí que era amor. Así que te lo repetiré las veces que necesites hasta que lo interiorices: el amor que mereces no duele. El amor que mereces te da paz y seguridad. El amor sano, al que todos debemos aspirar, genera un sentimiento de seguridad, te hace sentir que estás a salvo. Cuando te vinculas en una relación sana, en lugar de activarse los circuitos relacionados con neurotransmisores como la dopamina y el cortisol, se activan neurotransmisores como la serotonina y la oxitocina, que nos aportan una sensación de calma y paz.

Al igual que cuando un drogadicto necesita su droga y no la tiene a su alcance, alguien enamorado de una persona emocionalmente no disponible sufre también el llamado «síndrome de abstinencia» cuando su amado se aleja. Para eliminar las emociones desagradables que esa ausencia le genera, se activa el circuito de recompensa. A continuación, veremos cómo funciona.

## SÍNDROME DE ABSTINENCIA

El síndrome de abstinencia es el malestar que comenzamos a sentir en nuestro cuerpo al no tener a nuestra disposición una determinada sustancia a la que nos hemos vuelto «adictos», o, en el caso que nos ocupa, a la persona deseada. La dopamina empieza a bajar de manera drástica en nuestro organismo y comenzamos a sentir los primeros síntomas del síndrome de abstinencia.

**Síntomas más comunes del síndrome de abstinencia en una relación:**

- Ansiedad por volver a sentir cerca a esa persona.
- Pensamientos obsesivos alrededor de esa persona que acaban en un círculo del que es difícil salir.
- Tristeza que distorsiona la realidad, haciendo sentir a quien la sufre que necesita a esa persona para ser feliz.
- Irritabilidad.
- Pérdida del apetito.
- Alteración del sueño.
- Baja motivación a la hora de realizar actividades que antes producían ilusión.
- *Craving* o deseo intenso e irrefrenable que lleva a abandonar la abstinencia y volver con la persona amada.

Es tan grande el malestar que se sufre cuando esa persona no está que pueden desarrollarse creencias del tipo «no puedo vivir sin esa persona» o «si me deja, siento que mi vida no tiene sentido». Cuando estamos en la parte más baja del circuito de recompensa, cuando nos falta «nuestra droga», y con «droga» ya sabes que me refiero a la persona emocionalmente no disponible, perdemos por completo nuestro sentido de la razón y nos guiamos únicamente por nuestras emociones. Llegamos a creer que el malestar que nos provoca estar lejos de esa persona es directamente proporcional al amor que sentimos hacia ella. Nos decimos a nosotras mismas que si solo con pensar en perder a mi pareja siento tanto malestar, es porque la amo mucho. Pero la realidad no es esa.

La realidad es que cuando nos sentimos así es porque se ha producido un desequilibrio en nuestro circuito de recompensa. Hemos experimentado una disminución en el nivel de neurotransmisores (como la dopamina) y las sensaciones que esto genera en nuestro cuerpo llegan a ser tan desagradables que podemos sentir que nuestra vida carece de sentido sin esa persona. Y, cuando vuelve a aparecer, el malestar desaparece, la ansiedad baja drásticamente y nuestra vida vuelve a tener sentido, reforzando de esta manera la falsa creencia de que necesitamos a esta persona en nuestra vida.

> Lo que realmente necesitas
> es una persona que no te
> enganche a circuitos de
> ascensos y descensos
> que inestabilizan tu cuerpo,
> tus emociones, tu mente y tu vida.

El síndrome de abstinencia se vive con mucho malestar. Hasta el punto de que, si no encuentras los recursos necesarios para transitarlo y sostenerte a ti misma ante las desagradables emociones que te genera, tu mente te engañará con mensajes del tipo «necesitas a esa persona para ser feliz», haciéndote volver a caer.

Cuando te descubras a ti misma transitando esta dolorosa fase es importante que recuerdes que el síndrome de abstinencia es temporal. Si te mantienes firme y no vuelves a caer, con el tiempo tu organismo volverá a recuperar los niveles normales de estos químicos (dopamina, serotonina, etc.), recuperarás el sentido de realidad y, lo más importante, el sentido de tu vida.

> Cuando empiezas a ver
> a tu ex tal cual es,
> con sus virtudes, pero también
> sus defectos,
> sabrás que estás saliendo
> del ciclo de adicción
> al que estabas sometida
> debido a sus migajas de amor
> que te nublaban la mente.

Sé que es muy fácil decirlo y muy difícil llevarlo a la práctica, así que aquí tienes un pequeño recurso que te puede ayudar a transitar el síndrome de abstinencia para que puedas liberarte de una vez por todas de lo que te hace daño. Se trata de una serie de consejos y hábitos que puedes implementar para así generar, de una manera sana, la dopamina y la serotonina que tanto vas a necesitar para poder transitar de forma más liviana esta dura etapa.

## RECURSOS QUE TE AYUDAN A GENERAR DOPAMINA EN TU CUERPO

- √ Haz deporte
- √ Escucha música
- √ Medita
- √ Busca tu propósito
- √ Márcate objetivos
- √ Conecta con la naturaleza
- √ Duerme lo suficiente

## RECURSOS QUE TE AYUDAN A GENERAR SEROTONINA EN TU CUERPO

- √ Aprovecha las horas de luz solar
- √ Disminuye el consumo de café
- √ Dieta variada y rica en triptófano
- √ Aumenta el consumo de omega-3
- √ Viaja
- √ Ocio saludable
- √ Disminuye el estrés
- √ Evita los carbohidratos simples

No obstante, a pesar de los recursos que puedas desarrollar por ti misma, es posible que siga siendo muy difícil para ti transitar el síndrome de abstinencia. Si es tu caso, te recomiendo que busques ayuda profesional para transitar esta etapa. Recuerda que este libro ni pretende ni puede sustituir un proceso de psicoterapia. Si sientes malestar, pide ayuda profesional e individualizada.

**Recuerda**

Cuando te quedas atrapada en una relación que duele, es necesario que mires un poquito hacia dentro. Es fundamental que tomes conciencia de que lo que sientes no es amor, sino más bien obsesión y adicción. Y, aunque no será fácil salir de la adicción que genera una relación tóxica e intermitente, el primer paso que debes dar es llamar a cada cosa por su nombre.

CUANDO ES OBSESIÓN

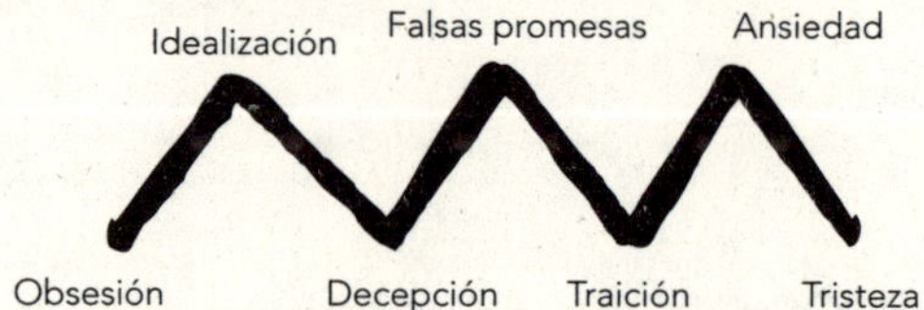


CUANDO ES AMOR

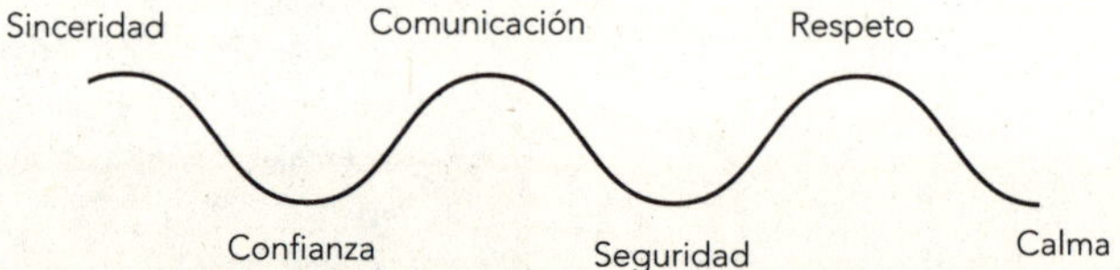


Si te produce caos,
ansiedad, malestar, dudas,
decepción, dolor..., es adicción.
Si te da calma, paz, tranquilidad,
seguridad..., entonces sí,
lo que sientes es amor.

Para terminar, te invito a que reflexiones sobre las dinámicas adictivas que han podido darse en tus relaciones y a que empieces a ponerte en marcha para que dejen de generarte malestar.

Después de entender cómo funciona la química del amor, ¿qué relaciones de las que has tenido podrías considerar como adictivas?

______________________________________________________

¿Has sufrido síndrome de abstinencia? ¿Recuerdas los síntomas? ¿Qué hacías cuando lo sufrías?

______________________________________________________

¿Qué buenos hábitos puedes empezar a implementar en tu vida para gestionar mejor el malestar que genera el síndrome de abstinencia? Comprométete con al menos un par de ellos.

«Voy a empezar a ____________________________________

______________________________________________________

_____________________________________________________».

# 5
# LOS MITOS DEL AMOR ROMÁNTICO

Si has tenido la mala suerte de toparte con una o varias personas emocionalmente no disponibles a lo largo de tu vida, seguramente has llamado amor a algo que no lo era. Para no caer de nuevo en la misma trampa de aquí en adelante, es necesario que asimiles una nueva concepción del amor y las relaciones. Una tarea nada fácil, pues todas crecemos rodeadas de mitos respecto al amor y las relaciones, falsas creencias que tenemos arraigadas y que no nos dejan avanzar.

> ¿Cuántas veces has aguantado más de la cuenta en una relación que te hacía daño por seguir creyendo que el amor supone sacrificio?

Y, por supuesto, no nos hacemos ningún favor a nosotras mismas creyendo en estos mitos del amor romántico. Como ya comentamos varias veces a lo largo de este libro, el amor no tiene que doler. Claro que implica un esfuerzo, porque debemos cuidarlo todos los días, pero en ningún caso debe ser un sacrificio. Hemos visto demasiadas películas en las que, aunque los inicios sean duros y complicados, al final siempre triunfa el amor. Y pensamos que así debe ser también en la vida real.

Creer que el amor todo lo puede te puede enredar en relaciones que duelen más tiempo del necesario. Y no, el amor no lo puede todo. Hay ciertas cosas, comportamientos o actitudes que no se pueden permitir en nombre del amor ni de nada.

El amor romántico también es el culpable de que nos creamos eso de que el amor se siente en el corazón, aunque hoy sepamos que las emociones tienen su origen en el cerebro, más concretamente en el sistema límbico. Seguramente también habrás escuchado más de una vez que el amor hay que sentirlo, pero déjame decirte que también hay que razonarlo. Aunque te parezca poco romántico, es necesario que pongas un poquito de razón en la emoción y no dejar que sean solamente tus emociones las que te dirijan. Si quieres comenzar a construir relaciones sanas, primero debes romper con muchos de los mitos que te contaron cuando eras pequeña. Solo así conseguirás reeducarte sobre las relaciones de pareja.

Estos son los mitos sobre el amor romántico más comunes que me he encontrado en consulta, y estoy segura de que más de uno te resultará familiar:

- **El amor todo lo puede:** consiste en creer que, gracias al amor, cualquier dificultad en la relación puede superarse, o que no importa el daño que la otra persona pueda hacerte en determinadas situaciones, que mientras dos personas se quieran el resto no importa. Pues déjame decirte que no, que hay ciertas cosas que no se pueden permitir en nombre del amor. La falta de respeto, la manipulación o el maltrato no tienen cabida en una relación. Quien te quiere, te quiere bien. Y si no te quiere bien, no te quiere. Así de sencillo.

- **Cambiará por amor:** confiar en que, gracias al amor que la otra persona siente por mí, acabará cambiando su forma de ser o su comportamiento, ajustándose así a mis expectativas. Esto es rotundamente falso: el amor no hará que la otra persona cambie de la noche a la mañana; uno cambia si realmente es consciente de la necesidad de hacerlo y tiene la voluntad para ello. El amor por sí solo no es suficiente para decidir cambiar.

- **Cuanto más duele, más amor hay:** si tanto me afectan sus palabras o sus actos, si tanto dolor siento cuando nos enojamos, es que realmente amo a esa persona. Rotundamente no. Si el malestar o la ansiedad son los grandes protagonistas de tu relación, lo siento, pero no es amor. Es una relación adictiva y tóxica, de las que debes alejarte y no mirar atrás.

- **Necesito tener pareja para ser feliz:** nuestra sociedad ha romantizado el hecho de tener pareja hasta el punto de hacernos creer que tener pareja es imprescindible para tener una vida plena y feliz. Claro que, como seres sociales que somos, necesitamos sentir conexión con otras personas, y claro que estar en pareja, si tenemos una relación sana, es algo fantástico, pero eso no significa que necesitemos pareja para ser felices. Y menos aún si esa pareja nos hace daño y si hemos construido una relación desde la carencia y la desesperación. Para desmentir este mito solo debes mirar un poco a tu alrededor. Seguramente conoces a alguien que está sin pareja y es inmensamente feliz. O tal vez tú misma, en algún momento de tu vida, has sido feliz estando sin pareja.

- **Todos tenemos una media naranja:** este mito nos lleva a buscar desesperadamente al «amor de nuestra vida», a esa persona que nos complementa en todos los niveles. Por si fuera poco, además se nos dice que hay una única persona capaz de conectar con nosotros, así que no debemos dejarla escapar pase lo que pase. ¿Y qué suele ocurrir? Pues que tendemos a creer que nuestra media naranja es esa persona con la que hemos conectado de manera tan intensa. Esa persona con la que hemos vivido un amor adictivo, lleno de ascensos y descensos que activan nuestro circuito de recompensa de las adicciones. Son las personas que mejor nos han hecho sentir, pero también son las que peor nos han tratado. Son las personas que mejor nos han hecho sentir porque son las que nos rescataron de las peores profundidades en las que jamás habíamos estado, aunque fueran ellas mismas las que nos arrastraran hasta allí. Cuando caemos en este juego, pretendemos que la persona que nos hirió sea también la que nos salve. Y esto nunca podrá ser así.

## LAS CONSECUENCIAS DE CONSTRUIR TUS RELACIONES BASADAS EN LOS MITOS DEL AMOR ROMÁNTICO

Tener interiorizados estos mitos, y construir tus relaciones desde este lugar, te lleva a normalizar ciertas conductas prejudiciales para tu bienestar en nombre del amor romántico, olvidando lo que realmente es sano para ti y para tu relación.

---

✘ Normalizamos…
Creer que si mi pareja me controla es porque me quiere, llegando a pensar incluso que si no siente un mínimo de celos en determinadas situaciones es porque no me quiere.

❤ Cuando lo realmente sano es…
Que mi pareja sea lo suficientemente segura de sí misma como para poder confiar en mí. Si algún día hay motivos reales para dejar la relación, sabe que podrá irse sin miedos ni dependencias.

✘ Normalizamos…
Que mi pareja tenga mis contraseñas de redes sociales o del correo electrónico, pues es una muestra de amor y confianza.

❤ Cuando lo realmente sano es...
Que cada uno tenga su espacio personal y comparta con nosotros solo aquello que desee, sin que eso signifique que no podamos confiar en la otra persona o que nos esté siendo infiel. Todo lo demás es control puro y duro.

✘ Normalizamos...
Convertir a mi pareja en el centro de mi vida, construyendo una relación basada en la dependencia emocional en la que mi pareja se vuelve el centro de mi universo, haciendo que descuide las demás áreas de mi vida, dejando de lado a amistades, ocio, o incluyo familiares.

❤ Cuando lo realmente sano es...
Que cada uno tenga su propio círculo de amigos y sus propios pasatiempos que cultivar al margen del otro. Tener momentos para ser independientes, para compartir con otras personas o con uno mismo.

✘ Normalizamos...
Conductas abusivas o de maltrato en nombre del amor, el sufrimiento o el sacrificio a cualquier precio con tal de seguir al lado de la otra persona.

❤ Cuando lo realmente sano es...
Establecer acuerdos y límites en nuestra relación, tener nuestras propias líneas innegociables. No pasar por alto aquello que nos hace daño; el amor no lo puede todo.

---

A una persona emocionalmente no disponible le conviene que tú construyas tus relaciones basándote en los mitos del amor romántico y que normalices situaciones como las que acabo de describirte, pues de esta manera va a ser más fácil que te conformes con las migajas de amor que te da.

> Tú, que crees en el amor romántico,
> eres la víctima perfecta
> para la persona emocionalmente no disponible,
> ya que normalizarás las migajas
> de amor que te da
> en nombre del amor romántico.

Después de conocer los mitos del amor romántico y de ver cómo afecta a tus relaciones el vincularte desde ellos, espero que tomes conciencia de la importancia de dejar atrás estas creencias. Solo así estarás preparada para empezar a construir relaciones sanas y con personas emocionalmente disponibles.

Te propongo un ejercicio para poner a prueba tus creencias sobre el amor. Indica con cuál de las siguientes frases te sientes más identificada:

- ☐ Sabré que es la persona indicada porque querrá acompañarme allá adonde vaya.
- ☐ Una persona que realmente me quiera me lo demostrará cambiando por mí si es necesario.
- ☐ Te amo, pero no te necesito.
- ☐ Necesito pasar mi vida contigo, pero si no eres feliz a mi lado, te dejo libre.

De estas frases, solo una se identifica con el amor consciente y sano al que todos deberíamos aspirar. No obstante, la mayoría de las personas se sienten más identificadas con las que no.

Veamos los siguientes argumentos para dilucidar cuál sería la frase correcta:

- ✘ Amar no es seguir a tu amado a todos sitios, pues cada persona debe tener sus propias metas y sueños. Por mucho que te quiera, solo podré acompañarte si tu nuevo destino no interfiere en mis metas.
- ✘ Amar tampoco consiste en renunciar a tu vida por la otra persona. Y si lo haces, si renuncias a tus sueños para que la otra persona cumpla los suyos, quizás deberías replantearte desde qué lugar estás construyendo tus relaciones.
- ✘ Amar no es elegir a tu pareja esperando que cambie y se adapte a lo que necesitas para ser feliz. Amar es aceptar a tu pareja tal y como es y adaptarse el uno al otro, pero no cambiar por el otro.

Si sientes que necesitas a la otra persona para ser feliz, estás eligiendo desde tus carencias. Lo ideal no es sentir eso de «te necesito», porque nadie necesita a nadie. Es cierto que, como seres sociales que somos, nos sentimos bien cuando nos relacionamos con otras personas, pero siempre y cuando se trate de relaciones sanas. Lo sano sería sentir que «no te necesito, solo te quiero en mi vida mientras nos hagamos bien el uno al otro».
¿Has adivinado cuál es la frase correcta?
Amar de verdad y de forma sana es elegir libremente a esa persona, sin miedos ni dependencias. Es no necesitarla para ser feliz, y, aun así, elegirla para compartir tus días. «Te amo, pero no te necesito».

6

# RELACIONES EXPLOSIVAS: APEGO ANSIOSO CON APEGO EVITATIVO

Es importante que interiorices todo lo que hemos hablado hasta ahora si quieres dejar de sufrir en tus relaciones. Porque si sigues dejándote llevar por los mitos del amor romántico o eligiendo desde tus heridas, puedes acabar entrando en una relación explosiva, en la que una persona con apego evitativo se vincula con otra con apego ansioso.

¿Te ha pasado alguna vez que has sentido mucha ansiedad porque tu pareja no te respondía el celular una hora después de haberle escrito? ¿O has sentido que tus parejas se sentían incómodas con la proximidad íntima de una relación? Si es así, es posible que hayas sufrido dinámicas de apego. Hablaremos a profundidad sobre ello en este capítulo.

En psicología, se define como «apego» al vínculo que construimos con las personas significativas de nuestro entorno. Se trata de una vinculación afectiva que se va formando a través de las interacciones que tenemos con las otras personas. Es como el lazo afectivo que construimos con las personas que consideramos más importantes para nosotros.

El apego es una necesidad primordial para el ser humano, tan importante como comer o respirar, y su principal función es asegurar nuestra supervivencia.

> Un apego sano nos aporta seguridad, confianza, fortalece nuestra autoestima y promueve la autonomía para enfrentarnos al mundo de una manera óptima.

Nuestro apego empieza a desarrollarse desde el momento en el que llegamos a este mundo. Lo ideal para un bebé sería crecer con cuidadores disponibles y sensibles a sus necesidades, tanto físicas como emocionales, que le permitieran desarrollar una sensación de seguridad para explorar el mundo con confianza.

Por desgracia, no todo el mundo tiene la suerte de crecer en un entorno con vínculos sanos que permitan desarrollar un estilo de apego seguro. Según como hayan sido nuestras experiencias más tempranas con nuestros cuidadores principales, tendremos tendencia a un tipo de apego base. Veamos brevemente los cuatro estilos que existen:

### Los cuatro tipos de apego

**Apego seguro:** las personas con este tipo de apego se sienten cómodas con la intimidad y la independencia, equilibrando bien ambas. Se caracteriza por una confianza básica en los demás y una autoestima positiva.

**Apego evitativo:** las personas con este tipo de apego tienden a mantener distancia emocional y a independizarse de una manera excesiva, mostrando rechazo por la intimidad y desconfianza hacia los demás.

**Apego ansioso:** las personas con este tipo de apego experimentan una preocupación constante por ser abandonadas y una sensación de inseguridad en sus relaciones, lo que conduce a una búsqueda excesiva de cercanía y aprobación.

**Apego desorganizado:** las personas con este tipo de apego combinan patrones de los estilos ansioso y evitativo. Este tipo de apego se manifiesta en comportamientos inconsistentes y contradictorios, reflejando una falta de estrategia clara para manejar el apego y la intimidad.

Nuestro estilo de apego condicionará nuestra manera de relacionarnos y construir vínculos con los demás. Es importante que sepas que el apego no es algo fijo, sino que, aunque partas desde uno de base, puede variar a lo largo de tu vida en función de las personas con las que te relaciones, pudiendo modificarse según la situación y el vínculo en el que te encuentres.

Dada la temática que estamos abordando en este libro, en este capítulo nos vamos a centrar en el apego evitativo y ansioso, y en cómo se relacionan entre sí personas con estos estilos.

## APEGO ANSIOSO, ASÍ SE SIENTE

Cuando vives tus relaciones desde el apego ansioso, temes tanto que tu pareja te deje de amar que necesitas saber continuamente qué siente por ti. Es por ello que, al mínimo indicio de que le pasa algo contigo, te obsesionas y entras en bucle preguntándote una y otra vez: «¿qué he hecho mal?», «¿qué puedo hacer para estar mejor?», «¿y si encuentra a otra?», «quizás el problema es que no soy suficiente...»; un bucle que no te permite disfrutar de la relación ni de tu día a día. El mínimo conflicto con tu pareja te genera una gran ansiedad y sientes que te puede abandonar en cualquier momento, por lo que necesitas hablarlo y solucionarlo cuanto antes para recuperar la calma.

Cuando te relacionas desde el apego ansioso, necesitas que tu pareja te repita constantemente lo que siente por ti, que te haga sentir importante, necesitas tener la certeza de que no se va a ir o, de lo contrario, la ansiedad se apoderará de ti. Necesitarás hablar a diario sobre qué son, qué siente por ti y que te lo demuestre con frecuentes muestras de cariño para mantener controlada tu ansiedad.

Todo esto también puede llevarte a revisar obsesivamente sus redes, su estado, a comprobar si está en línea, a ver si ha cambiado su foto de perfil o a controlar cuánto tarda en responder a tus mensajes.

Conviertes a tu pareja en el centro de tu mundo, te vas olvidando poco a poco de ti y te vuelves totalmente dependiente.

La posibilidad de que te abandonen es tu mayor miedo. No soportas la idea de la soledad, de ser abandonada y, si te dejan, sientes auténtico terror si piensas en la posibilidad de no encontrar pareja. Con tal de que no te abandonen, te abandonas a ti misma, y las necesidades de tu pareja pasan a ser más importantes que las tuyas.

Vives las rupturas con un gran sentimiento de vacío, pues para ti tu vida ya no tiene sentido sin esa persona. Te cuesta mucho recomponerte tras esa pérdida y posiblemente busques pronto a otra persona con la que llenar ese inmenso vacío que sientes.

APEGO ANSIOSO, ASÍ SE SIENTE...

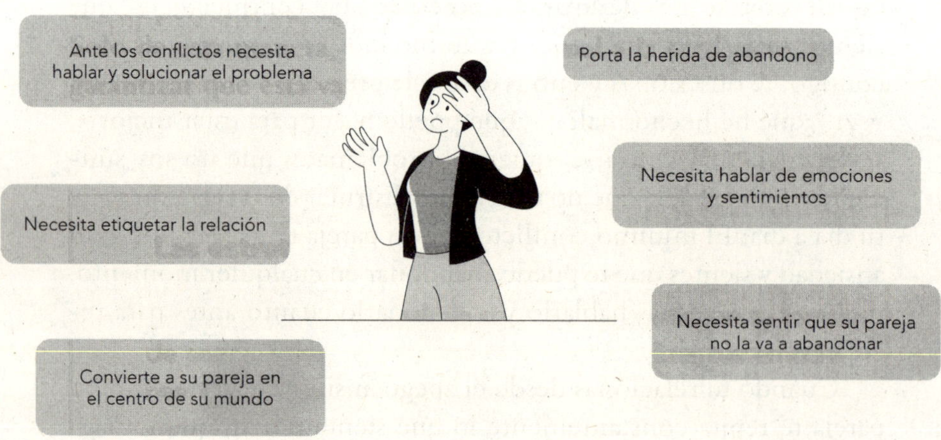

## APEGO EVITATIVO, ASÍ SE SIENTE

En el extremo opuesto se encuentran las personas con apego evitativo. Se trata de personas a las que les cuesta mucho identificar o hablar de sus emociones, ya que nunca nadie les enseñó a conocer su mundo emocional. Esa dificultad para expresar lo que sienten las hace huir de las conversaciones incómodas que tan necesarias son en todas las relaciones.

Sienten un gran malestar si oyen hablar de la palabra «compromiso», ya que la asocian a perder su libertad, y es habitual que respondan tomando distancia con la otra persona. Les agobia poner nombre a la relación, prefieren dejarse llevar y fluir. Suelen ser etiquetadas como personas frías o poco cariñosas cuando están en pareja. Por el contrario, ellas sienten que, por mucho que se esfuercen en sus relaciones, nunca es suficiente.

Su principal miedo es ser rechazadas, motivo por el cual prefieren ser ellas las que dejen la relación antes de ser dejadas por la otra persona.

Su herida de rechazo les suele hacer sentir que hay algo malo en ellas, y a la mínima crítica se sienten rechazadas y juzgadas. La búsqueda constante de la aprobación de los demás y el miedo al rechazo las aleja de ser auténticas y de vivir la vida que realmente las haría sentir plenas.

La persona con apego evitativo utilizará distintas estrategias de manera inconsciente para desvincularse de su pareja. Son las conocidas como estrategias de «desactivación del apego evitativo» y se ponen en marcha con el objetivo de alejarse de la intimidad que se está creando con la otra persona. Algunas de estas estrategias son: no decir «te quiero» para no comprometerse, dar mucha importancia a los pequeños defectos de la pareja para convencerse de que no les gusta, evitar la proximidad emocional o decirse a ellas mismas que no están preparadas para una relación.

## APEGO EVITATIVO, ASÍ SE SIENTE...

La palabra «compromiso» le genera un gran malestar
Porta la herida de rechazo
Ante los conflictos necesita su espacio
Cuando está en pareja necesita sentir libertad
Emocionalmente está bloqueado
Sentir que dependen de él le aterra

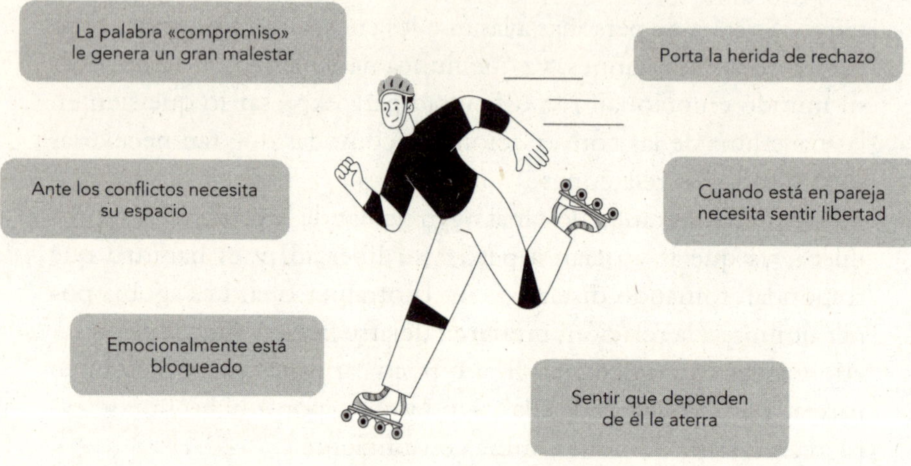

Como puedes observar, las necesidades de las personas con apego evitativo son totalmente distintas a las de las personas que tienen un estilo de apego ansioso. Esto provoca que, si se juntan en una relación una persona de apego evitativo con una de apego ansioso, en cada una de ellas se acentuará cada vez más su respectivo tipo de apego: el ansioso cada vez estará más ansioso, y el evitativo, cada vez más evitativo.

Aunque no todas las personas emocionalmente no disponibles tienen apego evitativo, sí podemos afirmar que casi todas las personas con apego evitativo son personas emocionalmente no disponibles.

Algo que me preguntan mucho en consulta es: «Encarni, ¿si somos tan distintos, por qué nos atraemos?». Y lo cierto es que hay varias razones por las que el apego ansioso y el evitativo se atraen mutuamente. De manera inconsciente, tendemos a sentirnos atraídos por aquellas personas que tienen cualidades que a nosotros nos faltan. El ansioso admirará la independencia de la otra persona, mientras que al evitativo le cautivará la sensibilidad del ansioso. Son relaciones que se eligen desde nuestras heridas y carencias. El ansioso, al relacionarse con la persona evitativa, volverá a experimentar de manera inconsciente su patrón relacional de la infancia, en el cual se creó su herida de abandono y lo sentirá como una oportunidad magnífica para sanar dicha herida, pues creerá que, conquistando a la persona evitativa, que tiene una manera de relacionarse que le recuerda a sus cuidadores principales, sanará su herida. Será, pues, su oportunidad para recuperar su valor. Pero se trata, por supuesto, de una manera totalmente inconsciente —y equivocada— de elegir pareja, pues se está haciendo desde la herida. Y lo peor es que más que sanar su herida, esa relación lo que hará será volver a abrirla. Es una lección de nuestro sistema nervioso.

Por otro lado, la persona con apego evitativo, al comenzar a vincularse con la persona de apego ansioso, volverá a conectar con su herida de rechazo. Sentirá que la otra persona no la acepta tal y como es, que le exige demasiado. Todo esto le remitirá a su modo de relacionarse con sus cuidadores principales, donde se originó su herida. Para la persona con apego evitativo, esta relación será el escenario perfecto para sanar su herida. Y al igual que sucedía con la persona con apego ansioso, el evitativo, más que sanar su herida, sentirá cada vez más dolor. Una vez más, es nuestro sistema nervioso el que nos domina y elige por nosotros el escenario que nos resulta familiar, brindándonos la oportunidad de sanar nuestras heridas, aunque realmente lo que acaba sucediendo es todo lo contrario.

> Las relaciones entre estilos
> de apego evitativo y ansioso
> entran en un círculo vicioso
> de «ni contigo ni sin ti»
> y generan un gran sufrimiento
> del cual es muy difícil salir.

A las personas que están dentro de un vínculo así les cuesta mucho llegar a entender las necesidades de su pareja, empatizar con ella y poder ofrecerle lo que necesita. La persona con apego ansioso se sentirá cada vez más abandonada, ya que, ante sus necesidades, su pareja se alejará cada vez más. Por otro lado, la persona con apego evitativo se sentirá cada vez más rechazada ante las demandas constantes de su pareja.

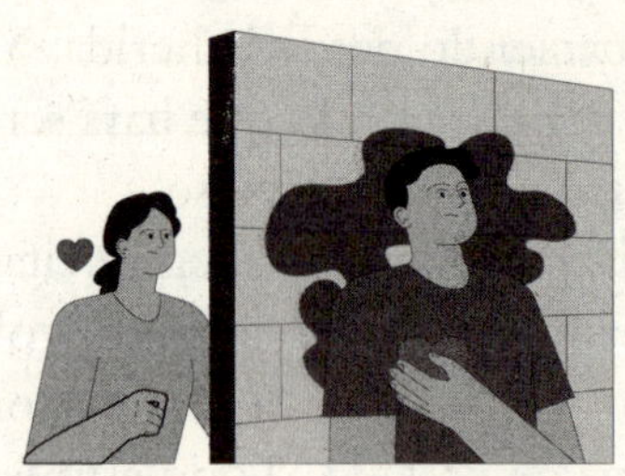

APEGO ANSIOSO APEGO EVITATIVO

ASÍ VIVEN SU RELACIÓN

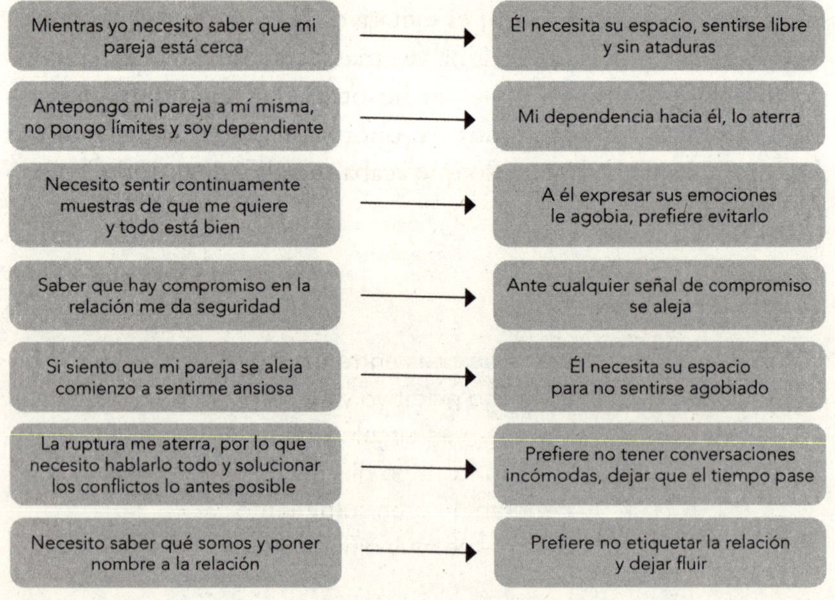

Por suerte, el tipo de apego que hayas construido en tu infancia puede ser moldeado y no tiene que definir para siempre tus relaciones. Pero para ello, el primer paso es reconocer e identificar qué mecanismos o patrones has desarrollado de manera inconsciente para protegerte del dolor. Debes identificar tus miedos e inseguridades y aprender a proporcionarte a ti misma todo eso que estás buscando en el exterior. Poder identificar aquello que te faltó, cómo te adaptaste y protegiste de las carencias y del dolor. Solo así podrás aprender a llenar tu vacío por ti misma, enfrentarte a tus miedos y ganar la seguridad que necesitas para empezar a vincularte de manera sana.

## ¿CÓMO SANAR EL APEGO ANSIOSO?

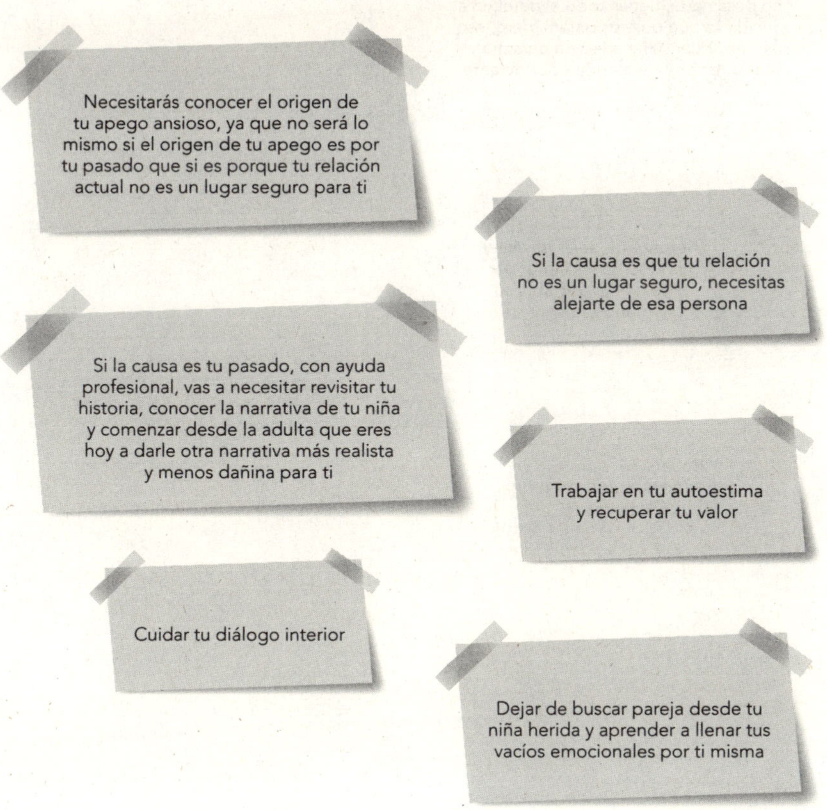

## ¿CÓMO SANAR EL APEGO EVITATIVO?

Necesitarás conocer el origen de tu apego evitativo para saber si realmente eres una persona que no quiere una relación estable o si son tus miedos los que están decidiendo por ti

Si son tus miedos los que están decidiendo por ti, tienes pendiente un trabajo interior que te ayude a deshacer esos nudos emocionales que te impiden vivir la vida que deseas

Si eres una persona que actualmente no desea tener una relación estable, no pasa nada, tienes todo el derecho a decidir lo que quieres para ti, pero, eso sí, sin hacer daño a la otra persona y siempre con la sinceridad por delante

Vas a necesitar conocerte de una manera profunda, conocer tu mundo interior y tus emociones

Aprender a dejar de evitar las emociones, aprender a gestionarlas y abrir tu mundo interior

Conocer los miedos que te están impidiendo construir la vida que deseas y aprender recursos para gestionarlos

Reconocer qué situaciones evitas y por qué lo haces

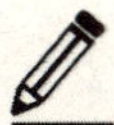

Te propongo un ejercicio que puede ayudarte a tomar conciencia de tu patrón de comportamiento y así poder trabajar en él. Tómate tu tiempo y responde con sinceridad las siguientes preguntas:

¿Cómo te demostraron afecto tus cuidadores principales?

______________________________________________

¿Quién fingiste ser para ganarte el cariño de los demás?

______________________________________________

¿Cuál es tu mayor miedo a la hora de vincularte con los demás?

______________________________________________

¿Cómo te enfrentas a ese miedo?

______________________________________________

Si no tuvieras miedo, ¿cómo te relacionarías?

______________________________________________

PARTE 2

# DECIRLE ADIÓS A UNA RELACIÓN QUE DUELE

# 7
# AHÍ NO ES

Por lo general, nadie nos enseña a construir relaciones sanas, así que nos toca ir aprendiendo en el camino. Es por ello que, a veces, fruto de la falta de información o de referentes en relaciones sanas, nos saltamos todas las banderas rojas cuando estamos conociendo a alguien y entramos en relaciones que claramente nos van a hacer sufrir.

Saber un poco más sobre relaciones, tener una base sólida y aprender a reconocer esos lugares que son un claro «no» te puede ayudar a construir relaciones sanas, y, por lo tanto, a sufrir menos. Aquí te dejo algunos consejos para que huyas de los lugares donde no debes estar y para que tu relación sea sana desde el inicio:

— **Donde hay más malestar que calma, ahí no es.** Como llevo repitiéndote a lo largo del libro: el amor no es sufrimiento. Las relaciones deben sumar cosas buenas a tu vida, no restar. Si esa persona está robando tu calma o si te cuesta concentrarte desde que entró en tu vida, párate un momento y escucha a tu cuerpo, pues en tu interior encontrarás información muy valiosa sobre ti misma. Sé que, en ocasiones, es tan doloroso lo que nuestro cuerpo trata de decirnos que preferimos mirar hacia otro lado en lugar de escucharlo y hacer frente a lo que nos está intentando comunicar. En consulta, he llegado a encontrarme a personas que sufrían en sus relaciones, pero preferían callar esa voz interna a toda costa, hasta el punto de recurrir a tomar ansiolíticos para poder seguir en esa relación. Espero que no necesites llegar a este extremo para empezar a cambiar las cosas. Si estás experimentando malestar en tu cuerpo o si te sientes ansiosa constantemente sin saber muy bien por qué, te invito a que veas un poquito hacia tu interior, que frenes por un momento tu vida y que empieces a tomar conciencia de tu comportamiento. Solo así comenzarás a trabajar en ti misma y a liberarte de los miedos y dependencias que te tienen atada a lugares que duelen. Y, si sientes que tú sola no puedes, no dudes en buscar ayuda profesional.

— **Donde no puedes ser tú, ahí no es.** Lo bonito de una relación es poder ser tú misma. Sin máscaras ni estrategias. Algo que observo con mucha frecuencia en consulta es el miedo que sienten las personas a las que acompaño a mostrarse tal y como son, por temor a decepcionar a la otra persona y perderla. También es muy común el miedo que sienten a mostrarse vulnerables, a sincerarse con esa persona o a mostrar sus debilidades, por si algún día esa persona las aprovecha para hacerles daño. Claro que sentir estos miedos es normal, y más aún si has tenido malas experiencias en tus relaciones anteriores. Pero si eso llegara a ocurrir, si tu pareja se aprovecha de saber tus debilidades para hacerte daño o sale corriendo al ver realmente cómo eres… está claro que esa persona no es para ti. Y cuando antes lo descubras, mucho mejor. ¿Para qué quieres estar años con una persona si tienes que fingir que eres alguien diferente o escondiendo tus debilidades? Antes o después, saldrá tu verdadero yo, así que cuanto antes te conozca tal y como eres, mejor. No pierdas tu tiempo con personas que son un «no».

— **Donde no te sientes ni querida ni valorada, ahí no es.** No puedes quedarte en una relación si siempre tienes que estar pidiendo un mínimo de cariño o atención. Claro que nuestra pareja no es adivina y que es sano hablar con ella para expresarle lo que necesitas o cómo te sientes dentro de la relación, pero no es normal que tengas la sensación de estar mendigando amor constantemente. Hay unos mínimos que tu pareja debe cubrir sin que tengas que estar reclamándole continuamente atención. Si sientes que tu pareja no sabe darte lo que necesitas y que, a pesar de haberlo puesto sobre la mesa, los cambios apenas se dan o no duran con el tiempo, es hora de salir de ahí. Necesitas sentir que eres una de las prioridades de tu pareja, no la única, por supuesto, pues eso tampoco sería sano y estaríamos alimentando una relación basada en la dependencia emocional. Pero debes sentir que le importas a tu pareja, que disfruta pasando tiempo de calidad contigo. Las relaciones deben cuidarse día a día, son como una planta a la que hay que cuidar diariamente, regar e incluso hablarle bonito. Porque, si la descuidamos, tarde o temprano, morirá. Y no solo es importante cuidarlas al inicio. Para que una relación crezca sana es importante alimentarla a diario. Hacer sentir importante a tu pareja es una buena manera de cuidar la relación. Tu pareja necesita ver que la valoras y que, a pesar de los meses o años, sigue siendo importante para ti. No te quedes en una relación que no te hace sentir valiosa. Esto destrozará tu autoestima y te dejará anclada en una relación que, poco a poco, puede ir robándote tu paz mental.

— **Donde tus emociones no tienen un lugar seguro, ahí no es.** Tu pareja tiene que ser un lugar seguro para ti. Y esto significa que debes poder expresar lo que sientes y necesitas sin sentirte juzgada o invalidada. En consulta me he encontrado con pacientes que han normalizado conductas poco sanas en su relación, como reprimir cómo se sienten por miedo a la respuesta de su pareja. Si ante ciertas situaciones que te incomodan prefieres callar en lugar de expresar tu malestar por miedo a que surja un conflicto con tu pareja, ahí no es. En una relación sana debe haber espacio para hablar de las emociones de cada uno, sin miedo a que la otra parte las invalide o ridiculice. Incluso aunque no las comparta o no las entienda del todo, debe dejarte espacio para que las sientas. Eso sí es un lugar seguro.

¡AHÍ NO ES!
Invalida tu dolor
Te echa a ti la culpa de todo
¡NO!
Te compara con otros
Aprovecha tus inseguridades para hacerte daño
No respeta tus límites
Huye de las conversaciones incómodas
Te hace dudar de ti misma

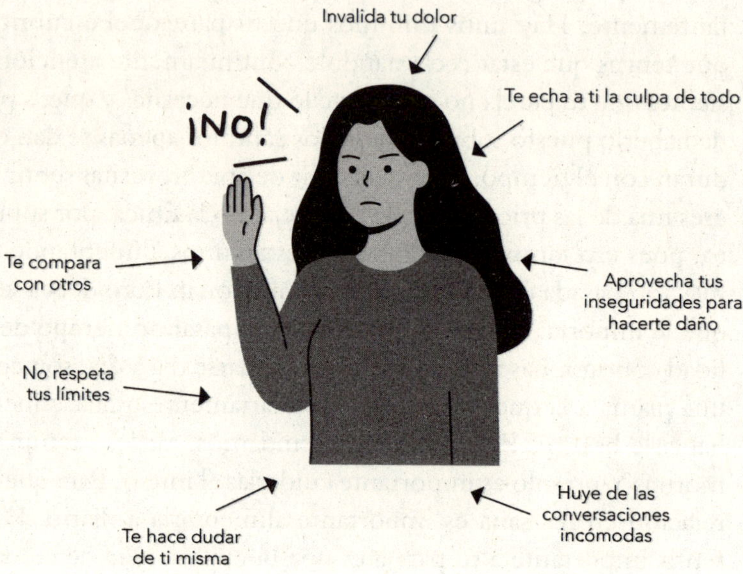

Ahora te contaré el caso de Diana, pues es un claro ejemplo de lo que he intentado transmitirte en este apartado. Diana llevaba varios meses en una relación con Víctor. En varias ocasiones, ella lo había escuchado hablar por teléfono con una compañera de trabajo en un tono que consideraba demasiado amistoso, lo que no le gustaba nada y la hacía sentir muy insegura. En una ocasión, Diana lo habló con su pareja, a lo que él respondió de una manera muy tajante y fría. Le dijo que era una celosa, que estaba loca y paranoica, que solo era su compañera de trabajo y que no iba a cambiar su relación con ella. ¿Y sabes qué decidió hacer Diana? No volver nunca más a sacar el tema. Víctor hizo que Diana se sintiese tan mal que incluso comenzó a dudar de ella misma y a plantearse que a lo mejor Víctor tenía razón y que ella era una celosa. En ese punto llegó a mi consultorio, con el objetivo de trabajar sus celos y para intentar que no le molestara que Víctor tuviera esa actitud tan cariñosa con su compañera. Por supuesto, no era un objetivo realista, pues el problema no estaba únicamente en Diana. Es posible que Víctor tenía razón y que tan solo fuera una relación de compañeros, pero si eso le molestaba a Diana, debía atender la emoción de su pareja en lugar de invalidarla y echarle toda la culpa a ella. Claro que, para Víctor, esto era más fácil que asumir su parte de responsabilidad. Diana necesitaba sentir que su pareja era un lugar seguro, pero con su respuesta le estaba demostrando todo lo contrario. Quizás si Víctor hubiera respondido de otro modo, intentando ponerse en el lugar de su pareja y preguntándole qué necesitaba para sentirse segura con esa situación, podrían haber llegado a un término medio. Un punto a mitad de camino en el que Víctor no tuviera que renunciar a su amistad con su compañera de trabajo y en el que Diana no tuviera que sentirse tan insegura cuando se diera esa situación. La terapia con Diana se dirigió a que aprendiera a expresar sus emociones ante su pareja de manera más asertiva y sin que la otra persona se sintiera atacada. Evidentemente, no podíamos hacer nada para que Diana dejara de sentirse insegura ante esa situación, ya que eso era algo que solo podía hacer Víctor. Pero Diana sí podía aprender a expresarse de otra forma con su pareja, y, a su vez, tratar de cambiar la reacción de Víctor. Por suerte, en este caso, los cambios que Diana aprendió a hacer a la hora de expresar sus emociones tuvieron un efecto positivo en su pareja. Conseguimos que Víctor pudiera empatizar con ella, ponerse en su lugar y entender cómo se sentía cuando se daban estas situaciones. Reconoció también que a él no le gustaría verse en la piel de Diana, y decidió poner un poco más de distancia con aquella compañera. Llevaba tanto tiempo trabajando con ella y sin pareja que entre ellos habían normalizado ciertos comportamientos o formas de hablarse que, ahora que tenía pareja, debía cambiar.

Las banderas rojas nos indican que algo falla y que debemos estar alerta: no son simples detalles o pequeños defectos que pasar por alto. Tómatelas como lo que son, una señal de peligro de que, si sigues por ese camino, acabarás lastimándote.

Aun reconociéndolas de forma consciente, entiendo que te haya resultado o que te esté resultando difícil salir de una relación con alguien que presenta este tipo de banderas rojas. ¿Por qué ocurre esto? Puede deberse a varios motivos: a que has invertido demasiado tiempo en la relación y no quieres que se vaya todo al diablo, a que te aferras a la esperanza de que cambie o por miedo a quedarte sola. En los siguientes capítulos abordaremos a profundidad estas situaciones que no te dejan soltar.

Ahora me gustaría que vieras un poco hacia el pasado para identificar banderas rojas con las que te encontraste en tus relaciones haciéndote las siguientes preguntas:

¿Qué banderas rojas puedes identificar en tus anteriores parejas?

________________________________________

¿Eras consciente de ellas durante tu relación? Si es así, ¿qué hiciste al respecto?

________________________________________

¿Hay alguna bandera roja que dejaras pasar conscientemente? ¿Por qué? ¿Qué consecuencias tuvo para ti?

________________________________________

> Donde hay más malestar que calma, ahí no es.
> Donde no puedes ser tú, ahí no es.
> Donde no te sientes ni querida ni valorada, ahí no es.
> Donde tus emociones no tienen un lugar seguro, ahí no es.
> No pases por alto las banderas rojas: tu bienestar está en juego.

## 8
# NO VA A CAMBIAR

Estoy segura de que más de una de tus anteriores parejas cumplían algunas de las banderas rojas que expuse en el capítulo anterior. Conocida la teoría, la respuesta es obvia: hay que salir de ahí cuanto antes. Pero ¿por qué no lo hacemos? ¿Por qué nos quedamos ahí esperando? Una de las razones es una mentira que nos contamos a nosotras mismas, que nos atrapa y no nos deja avanzar: pensar que la otra persona va a cambiar.

Si es tu caso, si llevas tiempo esperando a que cambie y aún no lo ha hecho, siento ser yo quien te diga que, muy posiblemente, no lo va hacer.

Ojo, tal vez haya un pequeño porcentaje de este tipo de relaciones en las que la persona emocionalmente no disponible tome conciencia de su «problema» (lo pongo entre comillas porque es posible que para la otra persona ser emocionalmente no disponible no sea un problema ni vea la necesidad de cambiar) y decida poner solución, trabajándose, sanando su apego y enfrentándose a sus miedos y a su mundo interior. Pero repito: se trata de casos aislados y, además, esa voluntad de cambio tiene que venir desde ellas mismas. No es tu trabajo convencer a la otra persona de que tiene que cambiar porque, como te comentaba, tal vez ni lo considere un problema ni piense en trabajar para resolverlo. Y, en el caso de que la persona no disponible emocionalmente sí lo considere un problema que debe resolver, además de ser consciente de ello, tiene que desear cambiar y hacer un trabajo interior que llevará su tiempo y que, muy posiblemente, no será fácil, ya que habrá heridas que abrir y limpiar desde la raíz.

Que la persona no disponible emocionalmente tomara conciencia de su situación y trabajara para cambiarla sería lo ideal, pero será mejor que no te hagas muchas ilusiones, pues, como ya te dije, se trata de casos aislados. La mayoría de las veces, ni será consciente del problema ni querrá trabajar para solucionarlo, y que te quedes para intentar que cambie de opinión solo te dará problemas, dolores de cabeza y, poco a poco, irás perdiendo tu bienestar emocional y tu calma. Tampoco te recomiendo que le des vueltas al porqué de su situación, pues realmente no importa: da igual si es porque de verdad no quiere una relación en estos momentos o por si su apego evitativo no le deja conectar de una manera abierta contigo. Tu única opción, si no quieres caer en la ansiedad y el sufrimiento, es salir de esa relación, por muy difícil que te resulte.

Las personas no cambian porque tú se lo pidas o lo necesites. Las personas cambian cuando son conscientes de que tienen que hacerlo y lo desean de verdad, e incluso siendo así es difícil conseguirlo.

También quiero que reflexiones sobre por qué quieres que la otra persona cambie. Estaremos de acuerdo en que a nadie le gusta que lo intenten cambiar, pues de algún modo nos sentimos juzgados, como si algo en nosotros estuviera mal. Pues lo mismo ocurre cuando somos nosotros los que lo pedimos. No es justo que le pidas a tu pareja que cambie determinadas cosas o conductas solo porque a ti no te gusten o no se ajusten con tus expectativas. Claro que, cuando conoces a alguien y empiezas una relación, es necesario amoldarse en cierta medida a la otra parte para que las cosas funcionen y que hay que hablar las cosas y negociar, pero otra cosa muy distinta es pedirle a esa persona que cambie por ti.

Debes tener claro que el príncipe azul no existe y que, cuando estás construyendo una relación, siempre vas a necesitar tener conversaciones incómodas para poder entenderte con la otra persona y para que, poco a poco, se puedan dar los cambios que ambos necesitan para sentirse seguros en la relación. Pero si ya hablaste sobre esto con tu pareja, siempre llegan a las mismas conclusiones y aun así no hay cambios reales, ¿qué estás esperando?

Construir una relación sana no consiste en elegir a una persona y luego amoldarla a tus necesidades. Construir una relación sana consiste en aceptar a tu pareja tal y como es.

Si estás en una relación que te hace daño, por favor, no te cuentes estas mentiras a ti misma:

- Estoy segura de que, con el tiempo, cambiará.
- Seré yo quien consiga hacerlo cambiar.
- No puedo dejarlo ir ahora. Seguramente al final cambia y otra disfrutará de su nueva versión.

No caigas en la trampa de contarte estas mentiras, pues llegará un momento en el que las sentirás como verdaderas y te quedarás atrapada en esa relación esperando el milagro, destruyendo cada día un poco más tu autoestima y perdiendo la seguridad en ti misma. Y, además, perderás un tiempo maravilloso que podrías invertir en disfrutar del placer de estar contigo misma y de darte la oportunidad de conocer a otras personas que sí se ajusten más a ti y con lo que necesitas para sentirte segura en la relación. Necesidades que, hasta el día de hoy, tu pareja no puede cubrir.

Quedarte en una relación esperando a que esa persona cambie es quedarte atrapada con un ideal de persona que en realidad no existe. Las personas son como son y te pueden ofrecer aquello que tienen, no lo que tú quieres. Cuando te quedas en una relación exigiendo ese cambio, debes ser consciente de que te estás moviendo desde una parte infantil y exigente que se frustra cuando no consigue lo que desea, y a la que le cuesta aceptar que las personas no siempre son como nos gustaría. Desde esa parte exigente, puedes patalear, enojarte o frustrarte, pero debes tener en cuenta que no vas a conseguir que esa persona cambie solo porque tú lo necesites.

> El príncipe azul no existe:
> elegir pareja no consiste en
> idealizar a esa persona y
> luego exigirle que cambie.

Si realmente deseas construir relaciones sanas y auténticas, primero debes dejar de quedarte atrapada en relaciones que no te convienen esperando a que la otra persona cambie, pues no vas a llegar a ninguna parte. En lugar de eso, elige a alguien a quien no tengas que cambiar. Alguien imperfecto —al igual que tú—, pero con unos «defectos» que no te causen mucho dolor.

Sé que no es fácil soltar a esa persona a pesar del daño que pueda estar haciéndote. Y es que no es solo a esa persona a la que tienes que dejar ir. También debes dejar atrás el ideal de pareja, relación, vida y sueños que habías construido junto a ella, y eso duele muchísimo. También supone soltar el control sobre algo que no está en tus manos, pues que la otra persona cambie no es algo que dependa de ti. Y esto no es nada fácil, porque querer sentir que tienes el control de tu relación y que aún puede funcionar es muy tentador. Sentir que si te esfuerzas un poco más, que si das más y más hasta quedarte vacía, las cosas cambiarán, es pensar que agarras el sartén por el mango, pero date cuenta de que no solo depende de ti que las cosas cambien y no puedes forzarlo. Y, si te empeñas, poco a poco, tú sola vas creando el escenario perfecto para sentirte cada vez más y más pequeña. Acabarás diciéndote a ti misma que «algo muy malo debe de haber en mí para que después de dar y dar tanto esa persona no haya cambiado por mí». Pero, dime: ¿dónde has aprendido que tu valor está en que la otra persona cambie por ti? Que cambie o no es algo que solo depende de ella. Te aseguro que puede haber mil motivos que la lleven a no cambiar, y ninguno tendrá que ver contigo.

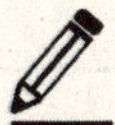

Si estás en esa relación que duele y uno de los motivos que te retienen en ella es pensar que va a cambiar, hazte las siguientes preguntas:

¿Cuántas veces has hablado con tu pareja sobre esos cambios que necesitas?

______________________________________________

¿Es consciente de que necesita hacer algún cambio?

______________________________________________

¿Te dijo que quiere cambiar y está haciendo algo para que así sea?

______________________________________________

¿Tienes alguna prueba real de que vaya a cambiar o te estás dejando llevar solo por la ilusión?

______________________________________________

Si es el amor de tu vida, ¿por qué sufres tanto?

______________________________________________

¿Sigues con esa persona por amor o por miedo, necesidad o costumbre?

______________________________________________

¿Para qué sigues ahí si duele?

______________________________________________

¿Estás justificando y normalizando algún comportamiento que no tiene justificación?

______________________________________________

¿Te has planteado alguna fecha límite para que cambie o seguirás esperando eternamente?

______________________________________________

9

# DEJA DE INVERTIR EN LO QUE NO FUNCIONA

Sé que no es nada fácil de asumir, pero, por lo general, la única forma de arreglar una relación con una persona no disponible emocionalmente es decir adiós.

Ten en cuenta que es lícito para la otra persona seguir siendo como es, por mucho que sufra —porque, aunque no quiera o no sepa reconocerlo, sufre— y te haga sufrir a ti. Quedarte donde duele obliga a tu cuerpo a gritar lo que tú estás callando. Te vas perdiendo a ti misma, y pronto tu cuerpo comenzará a somatizar esas sensaciones para que lo escuches y le pongas remedio a la situación.

Mi recomendación siempre irá encaminada a que dejes de mirar hacia fuera y te centres en ti y en tu bienestar, pues es lo que puedes controlar. Trabaja para sanar tus heridas, para poner límites si es necesario, para empoderarte y empezar a construir relaciones sanas, pero no te quedes donde te hacen daño.

Si estás en una relación que te hace sufrir, has hablado con esa persona para intentar cambiar las cosas y aun así sigue doliendo, es el momento de salir de ahí.

> Ten presente que
> cuando la otra persona
> no está disponible emocionalmente,
> a ti solo te queda
> salir de ahí,
> lo que no será nada sencillo.

Pero, como casi todo en esta vida, es mucho más fácil la teoría que la práctica. ¿Por qué nos quedamos cuando en el fondo sabemos que deberíamos irnos? En ocasiones, el tiempo y el esfuerzo invertidos son los que nos impiden salir de ahí. Seguramente has visto alguna vez a alguien en un bar echando una moneda tras otra en una máquina tragamonedas. Absorta por las luces intermitentes, la persona no contempla la posibilidad de irse, pues confía en que, de un momento a otro, caerá por fin el premio gordo. Tampoco está dispuesta a que venga otro después y se lo lleve, con todo el tiempo —y el dinero— que ha invertido jugando. Mejor quedarse y seguir echando monedas.

Estoy segura de que ya imaginas por dónde voy. Y es que una relación con una persona no disponible puede acabar pareciéndose a una máquina tragamonedas. Cuanto más tiempo y energía inviertes, más difícil es abandonarla, pues sientes que ya queda poco para recibir esa recompensa que tanto deseas. Esta acción se conoce como el «síndrome del inversionista del tiempo». Este síndrome te puede dejar inmóvil en la relación, ya que, por un lado, te pasas el tiempo analizando qué puedes hacer para arreglarla, aunque sigas sufriendo día a día y por otro, no quieres ni pensar en dejar la relación, pues no deseas que todo ese tiempo que llevas invertido en ella sea en vano. De modo que te quedas ahí, esperando a ver si esta vez las cosas empiezan a funcionar y puedes ser feliz con esa pareja. Como ves, este síndrome te hace entrar en un círculo vicioso que te impide salir de la relación y te hace sufrir cada vez más, pues lo más probable es que nada cambie y que sigas tirando tu tiempo a la basura con esa persona que no te hace feliz.

## SÍNDROME DEL INVERSIONISTA

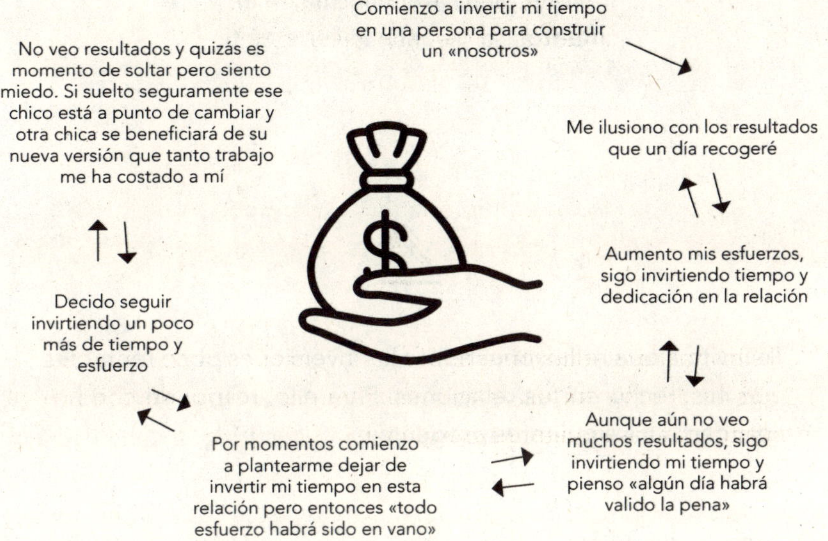


Una obviedad que no siempre lo es cuando hablamos de relaciones es que, mientras te quedas en una relación que es un «no», te estás impidiendo a ti misma encontrar una relación que sea un «sí». Y, por favor, no caigas en la tentación del «mejor esto que nada» porque no es cierto. Estar sola es mil veces mejor que estar con alguien que te hace daño. Además, al igual que para llenar un vaso con agua, primero debe estar vacío, lo mismo le ocurre a tu corazón. Mientras lo tienes ocupado con esa persona que te hace sufrir, será muy difícil que puedas conocer a otra persona. Porque cuando estás tan centrada en alguien y en hacer que lo suyo funcione sea como sea, lo más probable es que pierdas esas oportunidades que pasan a tu lado, porque ni siquiera llegas a percibirlas como tal.

> Cuanto más inviertes
> en una relación que no funciona,
> más difícil te resultará salir de ella.
> No te pierdas a ti misma en el
> intento: sal de ahí e invierte en ti.

Te invito a que reflexiones sobre las inversiones poco rentables que has hecho en tus relaciones. Para ello, responde con honestidad a las siguientes preguntas:

¿En qué relación sientes que estuviste más tiempo del necesario?

______________________________________________

¿Qué te hacía quedarte ahí?

______________________________________________

¿Qué esfuerzos hiciste que no se vieron recompensados?

______________________________________________

# 10
# LIBÉRATE DE LOS MIEDOS QUE TE ATRAPAN

Una vez que asumes que la otra persona no va a cambiar y que su relación no tiene solución posible por mucho tiempo y esfuerzo que inviertas, empieza un proceso de duelo, incluso aunque la relación todavía no se haya roto. Con cada desilusión, con cada golpe, con cada mentira, te distancias emocionalmente de tu pareja, si es que alguna vez estuviste conectada hasta ese nivel con ella.

Es el momento de despedirte de la vida que habías imaginado al lado de esa persona. Es el momento de decirle adiós a ese proyecto en común, a esa familia, a ese hogar. Puedes llegar a sentir que todo el esfuerzo y el tiempo invertidos en esa relación no han servido para nada. Llegados a este punto, es posible que aparezca una inmensa sensación de haber sido rechazada por esa persona o de no haber sido suficiente para ella.

En esta situación, puedes sentir de manera muy intensa un gran conflicto interior entre la parte de ti que ya quiere irse y la que aún necesita saber que ha sido importante para esa persona. Es justo el punto que precede al momento real de soltar, y en el que comienzan a aparecer una serie de miedos que no te dejan hacerlo.

El miedo a la soledad podría englobar a todos ellos. La sociedad en la que vivimos tiene mucha culpa de que te sientas así, pues se nos ha inculcado que vivir en pareja es la mejor opción y es la clase de vida a la que todos debemos aspirar. Creencias como que sin pareja no se puede ser feliz, que necesitas tener pareja para sentirte completo o que el día que formes una familia tu vida será mejor, nos hacen ver la soledad como algo malo, algo a lo que temer y que hay que evitar. Y claro que estás creencias no son ciertas —como ya explicamos en el apartado de los mitos—, el problema es que, muchas veces, ni siquiera nos las cuestionamos, sino que las tomamos como verdades absolutas y dejamos que sea el miedo quien decida por nosotros, haciendo que nos quedemos en una relación que no nos conviene.

Si el miedo a estar sola se apodera de ti hasta el punto de no dejar ir una relación que te hace sufrir, la solución, como ya imaginarás, no es quedarte a toda costa. Debes enfrentarte a ese miedo y trabajar en él, ya que, de lo contrario, dejarás que sea el miedo quien domine tu vida, dejarás de vivir la vida que realmente quieres vivir y simplemente te dedicarás a vivir por inercia, a sobrevivir, sin plantearte qué es lo que realmente deseas para ti.

Si es tu caso, te invito a que reflexiones sobre la diferencia entre la soledad y sentirse solo, pues no son lo mismo. Puedes vivir sola, sin pareja y no sentirte sola. Y a la inversa: puedes vivir en pareja y sentirte sola. La sensación de soledad tiene más que ver con la relación que has creado contigo misma y con la calidad de tus relaciones con los demás que con estar rodeado o no de mucha gente. La sociedad nos ha intentado vender la idea de que, si estás en pareja, nunca más te sentirás sola, pero esto no es cierto. Si tu pareja no está conectada contigo o si la relación no es sana, puedes llegar a sentirte más sola que incluso sin gente a tu alrededor. Y no hay peor soledad que esa.

Otra cosa que debo advertirte sobre este tipo de relaciones es que, además de hacerte sentir sola mientras permaneces en ellas, pueden hacer que aumente el miedo a la soledad en ti misma.

Puedes acabar diciéndote a ti misma que «si con pareja estoy así de mal, no podré aguantar la soledad». En estos casos, el miedo te paraliza y no te deja avanzar, de modo que te quedas ahí quieta, atrapada sin saber qué hacer y con la sensación de que estás en un callejón sin salida, pensando que «haga lo que haga, voy a estar mal». Desde este planteamiento, decides quedarte ahí un poquito más, esperando un milagro que no llega, sintiéndote cada vez peor y sin fuerzas para salir.

> Estar en pareja y
> sentirte sola
> es la peor de las soledades.

Si alguna vez has llegado a este punto, o si lo experimentas en el futuro, debes ser consciente de que todo esto es una mentira que te cuenta tu mente, pero que en ningún caso debes tomar por cierta. ¿Acaso no estás sola ya, en una relación con alguien con quien eres incapaz de conectar? ¿De qué sirve seguir esperando? Debes convencerte de que salir de ahí solo puede traerte cosas buenas, aunque en esos momentos críticos seas incapaz de verlo así. Para cambiar tu perspectiva, necesitas primero trabajar en todas las creencias que te están atrapando y que te mantienen inmóvil en una relación que está robando tu calma. De lo contrario, puedes acabar cayendo en la dependencia emocional.

Muy relacionados con este miedo a la soledad encontramos otros más específicos, pero igualmente dolorosos, que te impiden liberarte de una relación que te hace daño. Veámoslos a continuación:

— **Miedo a sentir que no vas a poder sostener el dolor de la ruptura:** se trata de un miedo muy habitual en este punto de la relación. Cuando sientes que no vas a poder con el dolor que implicará dejar la relación, es posible que el miedo te paralice, y, aunque seas consciente de que debes irte, te sientes incapaz de hacerlo. Empiezas a contarte que, si dejas la relación, estarás aún peor, que el dolor de la ruptura será más doloroso que el que sientes ahora. Tu falta de confianza en ti misma, en tu capacidad de sostenerte y calmarte te impiden dar el paso. Y todo esto es justamente en lo que vas a tener que trabajar. Debes cultivar tu parte adulta, aprender a acompañarte en el dolor y a sentirte segura contigo misma. Quizás nadie antes te enseñó a hacerlo, pero es importante que te pongas en marcha. Tu bienestar depende de ello.

— **El miedo a no volverte a enamorar:** en este punto de la relación es muy habitual pensar que tu pareja era la última oportunidad que tenías para enamorarte, que nunca más nadie va a fijarse en ti y que, si lo dejas ir, vas a quedarte sola para siempre. Cuando este miedo te invade te sientes incapaz de ver tu verdadero valor, y será clave que empieces a verte a ti misma como la persona más importante de tu vida. Porque sí, aunque ahora mismo no lo creas, tú eres la persona más importante en tu vida y deberías ser tu prioridad. En la última parte del libro compartiré contigo algunos recursos para poder trabajar en ellos y cultivar a la adulta que llevas dentro. Hacerlo te ayudará a construir relaciones sanas y comenzarás, por fin, a ser tu mejor amiga y a ganar la seguridad que necesitas para vivir las relaciones que mereces.

— **Miedo a pensar que, si lo sueltas ahora, otra chica se beneficiará de su nueva versión y juntos serán felices:** solo con imaginar que con otra sí será feliz o que le dará todo lo que a ti no ha sabido darte, te sientes pequeñita e insignificante. Porque, obviamente, si contigo no y con otra sí, es que el problema siempre estuvo en ti. Esto sucede porque pones tu valor en esa persona, en que te elija y te ame como mereces. Por favor, deja de medirte a través de los demás. Necesitas dejar de ser tu peor enemiga y de meterte el dedo en la llaga y empezar a ser realista. Además, si contigo no es feliz, ¿para qué lo quieres a tu lado? ¿Qué más da cómo le vaya con otra chica o cómo se comporte con ella? Necesitas recuperar tu valor, dejar de depositarlo en otros y tomar las riendas de tu bienestar emocional.

— **Miedo a no ser feliz sin esa persona:** cuando construyes relaciones desde la necesidad de que te hagan feliz lo haces desde tus heridas y carencias. Porque no, no se necesita una pareja para ser feliz. Claro que tener a alguien a tu lado tiene sus cosas buenas, pero siempre y cuando sea una pareja sana. Y si estás con alguien emocionalmente no disponible, tu relación no será para nada sana, así que difícilmente te hará feliz. A quien de verdad necesitas para ser feliz es a ti misma, a tu red de apoyo y a la gente que te quiere bonito. Si caes en esta trampa de pensar que necesitas a esa pareja para ser feliz es porque aún no te tienes a ti misma. Y eso es en lo que debes trabajar, en lugar de en perseguir a personas que no están dispuestas a comprometerse contigo.

— **El miedo a equivocarte al tomar la decisión de irte:** el ser humano tiende a querer estar seguro al cien por ciento de que en una determinada situación tomó la decisión correcta. Y esto, aun sintiéndolo mucho, difícilmente es posible. Nunca vamos a estar cien por ciento seguros al tomar una decisión, porque cada una de ellas implica unas pérdidas y unas ganancias. Lo que debes tener en cuenta para poder decidir en la situación en la que te encuentras es qué necesitas tú para estar mejor. Tu brújula interior debe estar siempre orientada a cuidar de tu bienestar. Y te garantizo que quedarte donde duele no será nunca una buena decisión. Si tu miedo es equivocarte al irte, ten pon seguro que ya te estás equivocando al quedarte donde duele.

Estos son los miedos más comunes con los que me encuentro en mi práctica diaria en consulta. Y te aseguro que son solo eso, miedos. Miedos que nos paralizan y nos dificultan que salgamos de un lugar donde no es y que nos hacen quedarnos donde duele más tiempo del necesario.

Que tus miedos
no te impidan vivir
la vida que mereces.
Que tus miedos
no dominen tu vida.
Que tus miedos
no sean los protagonistas de tu vida.
Que tus miedos
no te impidan ver el brillo que hay en tu interior.

Para poder seguir avanzando necesitarás analizar esos miedos desde una perspectiva totalmente distinta. Y para ello te propongo el siguiente ejercicio:

El objetivo de este ejercicio es que puedas ver desde qué lugar estás sintiendo tus miedos. Es posible que provengan de una parte herida o de tu niña interior, que te hace sentir pequeñita e insuficiente y sin nada de confianza en ti misma. Recuerda que este ejercicio no sustituye a un proceso de psicoterapia, así que, si sientes que necesitas indagar más en este aspecto, te invito a pedir ayuda profesional y sanar a tu niña herida desde la raíz, para dejar de sentir que es ella quien lleva el control de tus relaciones.

Ahora toma papel y lápiz y reflexiona sobre las siguientes cuestiones:

¿Qué miedo siento que me tiene paralizada y no me deja dar el paso para salir de esta relación de una vez por todas? *Por ejemplo: sentir que necesito a esa persona para ser feliz.*

___

¿Cómo me siento tras pensar en ese miedo? *Por ejemplo: pequeñita, defectuosa y débil.*

________________________________________________

¿Cómo estás gestionando dicho miedo? ¿Qué estás haciendo para superarlo? *Por ejemplo: nada, me quedo en la relación, ya que siento que, si lo dejo, no seré feliz.* __________

________________________________________________

A continuación, quiero que tomes distancia y que imagines que es una amiga la que está pasando por lo mismo y respondiendo a estas mismas preguntas. Esto te permitirá poder analizar el mismo miedo, pero desde otra perspectiva más racional y realista.

¿Qué le dirías a una amiga que, paralizada por el mismo miedo que tú, sigue en esa relación que duele? *Por ejemplo: si respondió que su miedo es que sin esa persona no será feliz, le diría que no es verdad, más bien al contrario, que desde que está en esa relación está peor, más triste y con una autoestima mucho más baja.*

________________________________________________

¿Le dirías a tu amiga lo mismo que te dices a ti? ¿Por qué? *Por ejemplo: No, porque no lo pienso y, además, no es verdad.*

________________________________________________

Ahora quiero que analices lo diferentes que son tus respuestas cuando respondes desde tu miedo y cuando lo haces desde el miedo de tu amiga. ¿Desde qué lugar estás dirigiendo tu vida cuando tu miedo se apodera de ti? ¿Dirías que es desde tu parte herida y emocional o desde tu parte adulta, más realista y racional? *Por ejemplo: desde mi niña herida, que se siente pequeñita y dependiente.*

¿Desde qué lugar respondes cuando es el miedo de tu amiga el protagonista? *Por ejemplo: desde mi parte adulta.* En ese caso soy mucho más realista y pienso que puede ser feliz sin esa persona, porque, de hecho, antes de conocerlo era mucho más feliz que ahora.

¿Qué puedes hacer distinto la próxima vez que el miedo se apodere de ti y tu niña interior tome el control de tu relación? *Por ejemplo: intentar ver a mi niña interior desde mi parte adulta, hablar con ella, calmarla y no dejar que tome el control.*

# 11
# CÓMO SALIR DE UNA RELACIÓN QUE DUELE

Espero que, después de haber reflexionado sobre las banderas rojas y de profundizar en todo aquello que te impide salir de una relación que te hace daño hayas tomado conciencia de la necesidad de hacerlo, por muy difícil que te resulte. Sé que no quieres irte de ahí, que te cuesta muchísimo, pero me alegra saber que has tomado las riendas de tu vida y que estás dispuesta a hacerlo, aunque te duela. Por ello, empecemos por qué debemos tratar de hacer cuando, por fin, salimos de esa relación tóxica con una persona no disponible emocionalmente en la que llevábamos tiempo inmersas. Puede que mi primer consejo te resulte drástico, pero te prometo que es lo que mejor funciona: cuando salgas de tu relación, opta por el contacto cero.

## LA IMPORTANCIA DEL CONTACTO CERO

Una vez que has puesto fin a una relación con una persona no disponible emocionalmente, las tentaciones por volver a tener contacto con esa persona, tratar de arreglar las cosas o hablar una última vez pueden ser grandes. Al fin y al cabo, pasaste por una relación tremendamente adictiva, y tal vez el cuerpo te pida una nueva dosis de tu droga favorita. Ante este tipo de situaciones, no bajes la guardia, pues puede ser un error fatal que te vuelva a meter en el bucle. Para evitarlo, el contacto cero puede ser tu aliado. El contacto cero es una estrategia deliberada de no comunicación e interacción con una expareja tras una ruptura. Este acto implica no ver, hablar, escribir o interactuar en redes sociales con la otra persona. El objetivo es cortar de raíz todas las formas de contacto directo e indirecto para facilitar la sanación emocional y evitar recaídas en dinámicas de relación tóxicas.

Aunque hay quien lo ve como un acto infantil e inmaduro a la hora de transitar una ruptura, déjame decirte que están muy equivocados. A veces tenemos que protegernos de aquello que nos hace daño y una buena opción es cortar todo contacto con la fuente de ese sufrimiento. Recuerda que retirarte de la vida de la otra persona por un tiempo para evitar encontrarte con información que te puede doler no es egoísta, es una cuestión de autocuidado y amor propio.

Ocultar estados,
silenciar historias
y bloquear números
no es un acto egoísta,
sino que es autocuidado y
amor propio.

Cuando sientas la tentación de romper el contacto cero, es crucial recordar los motivos que llevaron a esta decisión y buscar apoyo en amigos o actividades que refuercen el compromiso con el propio bienestar.

Si tu ex intenta quebrantar esta barrera, es importante mantener firme la decisión de no responder y reforzar los bloqueos de comunicación si es necesario. De todas formas, el contacto cero no tiene por qué ser una medida permanente. Su duración depende de

## CUÁNDO HACER CONTACTO CERO

Tener información de la otra persona me hace daño

Saber de la otra persona me hace retroceder y entrar en bucle

Aunque sé que la relación me hace daño, tengo unas ganas locas de volver

Idealizo la relación y me olvido de los momentos que me hicieron daño

Hay maltrato y manipulación

muchos factores, incluyendo tu proceso de sanación emocional y la naturaleza de la ruptura. Algunas personas pueden decidir que el contacto cero se mantenga indefinidamente como la mejor manera de proteger su bienestar, mientras que otras pueden encontrar, después de un tiempo considerable y una sanación adecuada, que pueden interactuar con su ex sin consecuencias negativas. Esta decisión es profundamente personal y debe basarse en una evaluación honesta de tus propios sentimientos y progreso emocional.

## ¿Y SI HAY HIJOS EN COMÚN?

Aunque en primera instancia pueda parecer complicado e incluso imposible, sí se puede hacer contacto cero a pesar de tener hijos en común. De lo que se trata es de comunicarse con la otra persona únicamente sobre temas relacionados con los hijos. Todo el resto de información debe quedar al margen: su vida personal, con quién sale, qué amistades frecuenta, qué hace en su tiempo libre… todo eso te lo puedes ahorrar. Tampoco necesitas saber todo lo que hacen tus hijos cuando están con esa persona, basta con que te mantenga al tanto de la información imprescindible. No es necesario que te pongas la supercapa de mamá protectora que tiene que saber todo lo que hacen sus hijos cuando están con su padre: si comieron, qué comieron, cuánto durmieron, si tomaron una siesta, con quién jugaron... En serio, esta es información que no necesitas tener. Confía en que están con un adulto que, en caso de urgencia, te llamará. Mientras tanto, disfruta de tu tiempo a solas, tan escaso cuando eres madre.

12

# EL PROCESO DE DUELO

El duelo es un proceso mediante el cual asimilamos el dolor que nos ha provocado una pérdida y nos preparamos para la nueva realidad que tenemos por delante: la de aprender a vivir sin esa persona que ha formado parte de nuestra vida.

Poner fin a una relación con una persona no disponible no es sencillo emocionalmente hablando. Si estás leyendo esto es porque seguramente tú misma lo habrás experimentado: es común sentir una gran sensación de vacío, o de impotencia o de frustración por no haber logrado que la relación prosperara, aunque lo dieras todo por ella.

Después de decir adiós, es momento de digerir todas esas emociones, de darte tiempo y espacio para recuperarte, para asimilar que esa persona ya no está. Un duelo duele, pero, a pesar de la incomodidad que supone, cumple con una importante función. Se trata de un proceso que se transita, que te lleva de un lugar emocional a otro. Y, aunque cada persona lo experimenta de forma diferente, tiene varias fases que tienden a repetirse en cada caso, como puedes ver en el siguiente gráfico:

PROCESO DE DUELO POR RUPTURA

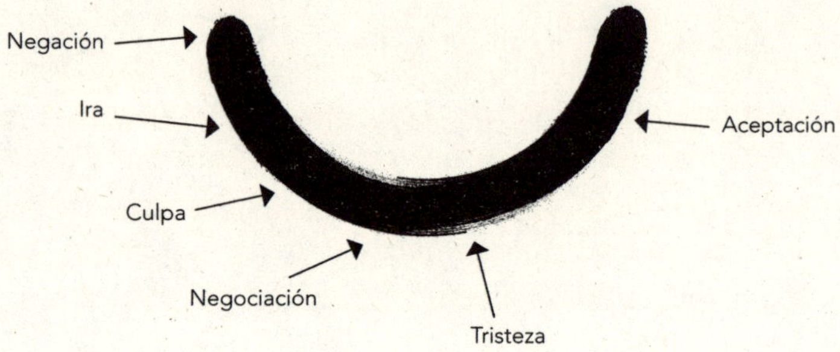


El duelo es uno de los procesos más complicados de transitar, pero también uno de los que más aprendizajes te aportarán para que puedas gestionar situaciones similares en el futuro. Si estás en proceso de duelo, déjame decirte que este dolor que sientes pasará y que saldrás renovada. Tómate tu tiempo, acepta las fases del duelo y rodéate de personas que te valoran.

A continuación, veremos cada una de estas fases del duelo con mayor detenimiento para saber en qué se basan y cómo podemos transitarlas:

## LAS FASES DEL DUELO

Ahora hablaremos a profundidad de las fases del duelo y expondremos cuáles suelen ser los errores más comunes en cada una, cómo evitar caer en ellos y las recomendaciones que puedes seguir para evitar quedarte atascada en cada etapa. Aunque no hay una receta mágica para transitar el proceso sin dolor, sí existen ciertas conductas que puedes aplicar para evitar añadir sufrimiento a este proceso, que ya de por sí puede resultar muy difícil de transitar.

Veamos las fases una a una para que adquieras las herramientas necesarias para transitarlas y superarlas:

### La negación

Cuando estás en una relación con una persona no disponible emocionalmente, la fase de negación suele darse antes de la propia ruptura, cuando la relación está llegando a su fin. Esta etapa se caracteriza por no querer ver la realidad de la relación, y por negarte a ti misma que la única solución lógica que puedes adoptar ante la situación que estás viviendo es dejar ir a la otra persona. Es muy habitual en esta fase que te cueste creer que esto realmente esté pasando, por lo que buscarás excusas para no enfrentarte a esa decisión tan dolorosa. Aparecerán muchas dudas y preguntas sin respuesta y buscarás desesperadamente darle sentido a todo. Intentarás entender qué pasó y por qué pasó, entrando en un bucle de muchas preguntas y pocas certezas. Lo cierto es que, simplemente, estás aplazando el momento al que tarde o temprano tendrás que enfrentarte: la ruptura.

#### ¿Qué conductas te pueden atrapar en la etapa de la negación?

Uno de los errores más comunes en esta etapa y que dificultan tu proceso es contarte que «en realidad me quiere, pero sus heridas no lo dejan demostrármelo». Decirte esto duele menos que asumir la realidad que estás viviendo y, además, te da la esperanza que necesitas para quedarte un poco más cuando ya deberías haberte marchado.

También puedes caer en la mentira de «me quedo por amor». Lo siento, pero si duele y aun así te quedas, no te estás quedando por amor, te estás quedando por miedo.

> Cuando te quedas
> en lugares que duelen,
> nunca te quedas por amor,
> te quedas por miedo.

Otra excusa para no enfrentarte a la realidad es decirte que «en todas las relaciones aparecen problemas y no por ello hay que dejarlo». Y sí, claro que en todas las relaciones hay problemas y que no existe la relación perfecta, pero ¿cuánto malestar te genera tu relación? ¿Crees, sinceramente, que es razonable? Porque si altera de cualquier forma tu bienestar emocional, entonces no hay excusa. Y que otras personas acepten vivir en relaciones que duelen no significa que tú tengas que hacerlo también. Te mereces tener una vida llena de calma, ya sea sola o acompañada.

### ¿Qué puedes hacer en esta fase para no quedarte atrapada en ella?

Aunque duela afrontar la realidad, es fundamental que te tomes tu tiempo, que te sinceres contigo misma y que dejes de idealizar tanto a la otra persona como a la relación. Es verdad que puede ser doloroso y difícil, tal vez incluso necesites ayuda profesional para lograrlo, pero debes dejar de engañarte de una vez y poner la realidad sobre la mesa.

**Pregunta clave para transitar la fase de negación:**

Si vieras a tu mejor amiga en una relación igual a la tuya, ¿qué le dirías?

## La ira

Esta fase del duelo no es transitada por todo el mundo. Suele aparecer en relaciones en las que sentimos que nos trataron de manera injusta. La ira es una emoción que aparece para protegerte de esa persona que no tuvo un trato adecuado contigo, ya que te pide que pongas límites con esa persona y te protejas.

La ira es una emoción que suele estar muy mal vista socialmente, lo que puede hacer que no tengas una buena relación con ella o que te cueste gestionarla. Cuando esto pasa, puedes acabar haciéndote daño a ti misma porque optas por callarte, por no poner límites o por seguir en lugares que duelen y en los que tu cuerpo te está indicando que ahí no es. También puedes hacer daño a los demás al expresar tu malestar de manera explosiva.

### ¿Qué errores te pueden atrapar en la fase de la ira?

Sin duda, el error más común es querer buscar venganza. Es posible que al llegar a esta fase sientas que has recibido un trato muy injusto por parte de esa persona. Incluso es posible que te digas cosas como «con todo lo que yo he dado por esa persona y así me lo paga». Esto puede alimentar en ti un fuerte deseo de que esa persona también sufra lo que tú estás sufriendo. Y si fue la otra persona la que tomó la decisión de poner fin a la relación, es posible que desees que vuelva a ti «arrastrándose» por el suelo y pidiéndote otra oportunidad, para así poder decirle «no, gracias». Solo con visualizar la escena, es posible que ya sientas un ligero alivio en tu cuerpo. Pero, créeme, la venganza nunca será la solución para poner fin a tu malestar.

Puedes caer en la tentación de actuar por despecho y acabar haciendo ciertas cosas de las que luego te arrepientas, así que intenta utilizar la cabeza: déjate llevar por tus emociones, siéntelas y respétalas, pero no seas una kamikaze.

También puede ocurrir que la ira que sientes por haber consentido comportamientos que no tendrías que haber aguantado se manifieste contra ti. Sé que es posible que te sientas tonta y sin dignidad, pero déjame recordarte que no es justo que juzgues a tu yo del pasado con lo que hoy sabes.

> Lo hiciste lo mejor
> que sabías en ese momento,

no juzgues a tu yo del pasado
con la información que tienes hoy.
No es justo para ella,
pues no tenía la información
ni las herramientas actuales.
Tu objetivo es ser tu amiga
no tu enemiga.

## ¿Qué puedes hacer en esta fase para no quedarte atrapada en la ira?

Lo más importante es que escuches esta emoción, pues, al igual que el resto, tiene una función y debes atenderla y darle lo que necesita si no quieres que crezca y crezca. La ira bien gestionada tiene un poder enorme. De hecho, siempre les digo a mis pacientes que, para mí, la ira es una de las emociones que más nos quiere, pues viene a protegernos. Si la escuchas y le haces caso, comenzarás a poner límites con esa persona que te hizo daño, aprenderás a decir que no y comenzarás a quererte. Además, este es un buen momento para escribir, así que toma lápiz y papel y simplemente escribe cómo te sientes, qué necesitas y cómo puedes dártelo a ti misma en este momento. Inténtalo, es terapéutico.

La ira es una emoción que nos llena de energía, por lo que también es buena idea que practiques algún tipo de deporte para dejarla salir de manera natural. Piensa qué deporte te ayuda a desconcertar, y anímate a practicarlo o retomarlo. Puede ser, por ejemplo, simplemente caminar una hora al día.

Si la ira aparece contra ti, deja de juzgarte y no seas tan dura contigo misma, pues te necesitas más que nunca. Recuerda que la conducta de los demás habla de los demás, pero nunca de ti. No te definas ni te valores nunca a ti misma basándote en el comportamiento de otra persona. Si esa persona te hizo daño o actuó mal contigo, tiene que ver con esa persona y no con tu valor ni con quién eres tú. Y si tú aguantaste más de lo que debías, quizás era porque no tenías la información que tienes hoy. No te atormentes.

> **Preguntas clave para transitar la ira:**
>
> ¿Qué me está diciendo la ira?, ¿qué puedo hacer para que la ira comience a disminuir?, ¿qué puedo aprender de esta experiencia?

## La culpa

Cuando transitas un proceso de duelo por ruptura es posible que en algún momento del proceso sientas culpa, que puede hacerse presente de muchas maneras distintas.

Si aparece cuando fue la otra persona la que te dejó, es posible que te tortures echándote la culpa por todo, resonando en tu mente pensamientos del tipo «lo hice muy mal», «si en lugar de decir esto o aquello, lo hubiera hecho distinto, todo hubiera salido bien» o «siempre me sale mal, no aprendo».

Si fuiste tú quien dejó a la otra persona, puede aparecer el sentimiento de culpa al ver a tu expareja pasarlo mal. En estos casos, pueden aparecer pensamientos del tipo «por mi culpa está mal», «no se lo merece» o «debo ser mala persona porque lo estoy haciendo sentir mal».

### ¿Qué errores te pueden atrapar en la fase de la culpa?

Si te dejaron y experimentas un sentimiento de culpa, un error frecuente es asumir toda la responsabilidad de que la relación haya terminado. Y seguramente algún error cometiste, básicamente porque eres humana y los seres humanos nos equivocamos. Pero de ahí a creer que toda la culpa es tuya hay un gran trecho, y seguramente existen muchos matices que posiblemente no estés teniendo en cuenta para llegar a tal conclusión.

Enfocarte solo en lo que tú hiciste mal y olvidarte de los errores de tu expareja no te ayudará a vivir el duelo de manera realista, y, además, estarás siendo muy injusta contigo misma. Magnificar tus errores y minimizar los errores de la otra parte suele ser un error muy común en esta fase.

Si fuiste tú quien dejó a la otra persona, es natural que sientas culpa por ver que la pasa mal, pues a nadie le gusta ver sufrir a una persona que ha formado parte de su vida. Pero debes ser consciente de que una relación no se puede mantener ni por culpa ni por pena, ni por miedo a hacer daño a la otra persona si la relación termina. El dolor siempre será inevitable, por muy bien que intentes hacer las cosas.

## ¿Qué puedes hacer en esta fase para no quedarte atrapada en la culpa?

Es importante entender en esta fase que una relación de pareja es un vínculo que se construye entre dos personas. No puedes cargar con el peso de toda la relación. Debes dejar de magnificar tus errores y de restarle importancia a los errores del otro. Mirar al pasado para poder aprender de tus errores debe ser tu objetivo en esta fase: aprender para no repetir. La culpa bien canalizada puede brindarte un gran aprendizaje. De nada sirve que te culpes y te castigues por los errores. Si entras en la dinámica de tratarte mal, además de no avanzar, no vas a poder integrar el aprendizaje, por lo que estarás condenada a repetirlo.

> Cuando aparece la culpa
> de nada sirve castigarte ni
> tratarte como tu peor enemiga.
> De ser así, estarás condenada

a repetir tus errores una y otra vez.
Mira con realismo el pasado
y aprende para no volver a actuar del mismo modo.
Esa es la verdadera misión de la culpa.

**Preguntas clave para transitar la fase de la culpa:**

¿Qué puedo aprender de mis errores en esta relación?, ¿qué puedo aprender de los errores que mi expareja cometió en la relación conmigo?

## La negociación

Cuando transitas un proceso de duelo por ruptura es posible que en algún momento aparezcan unas ganas locas de volver con esa persona o de negociar una reconciliación. El dolor de la ruptura puede ser tan abrumador que es posible que caigas en la creencia absurda de que, si cambian, o si esta vez hacen algo distinto, podrían volver a intentarlo. Te convencerás a ti misma de que esta vez la cosa saldrá bien y desaparecerá este sufrimiento. Suena bonito, ¿verdad? Pues debes saber que suena tan bonito como absurdo. Recuerda que estabas con una persona emocionalmente no disponible y que, posiblemente, ni siquiera fuera consciente de ello ni de los cambios que tenía que hacer. ¿Qué te hace pensar que ahora va a ser distinto?

Es posible que caigas una y otra vez en excusas tontas para volver a verlo: «dejó en casa una pluma y tengo que devolvérsela porque seguramente no puede vivir sin ella» o «tengo que ir a su casa a recoger mi playera de la suerte, pues sin ella estoy perdida». ¿De verdad? ¿Estás segura de que no podrías vivir sin esos objetos olvidados?

En esta fase te puedes descubrir a ti misma intentando coincidir con él con la esperanza de que todo sea distinto o diciéndote que necesitas esa última conversación. Hazte un favor y ahórratelo.

## ¿Qué errores te pueden atrapar en la fase de la negociación?

Es tentador que en esta fase fantasees con la idea de llegar a un acuerdo, de negociar unas condiciones o de intentar arreglar las cosas. Incluso puedes llegar a engañarte a ti misma diciéndote que no quieres volver, pero que para dejarlo ir necesitas una última conversación. Y te entiendo: es posible que sientas que necesitas esa última conversación para poder cerrar la puerta, pues siempre puede haber temas pendientes, cosas por hablar o asuntos sin resolver. Pero no caigas en esa trampa: es sabotearte a ti misma.

## ¿Qué puedes hacer en esa fase para no quedarte atrapada en la negociación?

Lo más importante es que seas sincera contigo misma. Si en tu mente aparece la idea de tener una última conversación, plantéate seriamente cuál es su objetivo y no escondas falsas esperanzas. Debes tener muy presentes los motivos que te han llevado a romper la relación y no olvidar esos momentos en los que el dolor era el protagonista. Tal vez incluso debas plantearte el contacto cero si tener información sobre esa persona te hace daño o te hace fantasear con la idea de retomar la relación.

> No caigas en la trampa de querer aclarar las cosas, de negociar o de tener una última conversación. No olvides los motivos que te llevaron a la ruptura: no te sabotees a ti misma.

**Preguntas clave para transitar la fase de la negociación:**

¿Deseo volver a lo mismo de siempre con esa persona? Es momento de tener muy presentes los motivos que llevaron a tomar la decisión de finalizar la relación.

## La tristeza

La tristeza es la fase más dolorosa del duelo, pues es el momento en el que tomas conciencia de que la relación terminó. Es una emoción necesaria para poder integrar la pérdida, pues te ayuda a adaptarte a la nueva realidad. El problema viene cuando tu relación con ella no es todo lo sana que podría ser. Y es que, como siempre nos han dicho que estar triste es malo y que no deberíamos sentirnos así, es posible que se desencadene una lucha con tus emociones y contigo misma cuando la tristeza entre en escena. Tal vez empieces a decirte que no deberías estar triste y, lejos de encontrarte mejor, este tipo de mensajes hará que te sientas cada vez más hundida.

> Tras esa ruptura,
> puedes estar triste
> a pesar de haber tomado la mejor decisión.
> Tu dolor no habla
> del amor hacia esa persona.

Si no has aprendido a gestionar de manera sana tus emociones, es muy posible que en esta fase te sientas desbordada por la tristeza y el dolor y creas que volver con esa persona es la única forma de poner fin a ese sufrimiento. Pero, como ya sabes ahora, esa nunca podría ser la solución, pues justamente era la relación la que te hacía sufrir. Lo que realmente aliviará tu sufrimiento es aprender a sostenerte a ti misma, hacerte amiga de tus emociones y aprender a cuidar de ti misma como si fueras la persona más importante de tu vida. Porque lo eres, aunque tal vez se te haya olvidado por el camino.

## ¿Qué errores te pueden atrapar en la fase de la tristeza?

En esta fase empiezas a ser consciente de que el fin de la relación ha llegado y es la que te ayudará a integrar la pérdida. Uno de los errores más comunes llegados a este punto es idealizar aquello que perdiste, enfocarte solo en los momentos buenos de la relación y olvidar aquellos en los que te sentiste pequeñita, insuficiente o abandonada. Ten cuidado, pues puedes acabar quedándote atrapada a ese ideal de relación que solo está en tu cabeza, causándote un gran dolor al enfrentarte a la realidad.

Otro error muy común en esta fase es querer luchar contra la tristeza. Si siempre te han hecho creer que es malo sentirla, es posible que quieras evitarla a toda costa, aunque no sepas muy bien cómo hacerlo. Pero debes saber que un duelo duele, y que no puedes avanzar sin dolor. Necesitas aprender a gestionar la tristeza, sentirla, y llenar tu agenda de actividades para no sentir la emoción y para mantenerte ocupada y no pensar o empezar a tener citas sin parar para sustituir la tristeza por emociones más agradables quizás no sea la mejor opción en esta etapa. Como siempre les digo a mis pacientes en consulta, en el término medio encontrarás la solución. Claro que es bueno rodearte de gente que te quiere, practicar ese *hobby* del que tanto disfrutas o salir a cenar con tus amigos. De hecho, es obligado hacer todas esas cosas, sobre todo cuando estás pasando por un mal momento. Pero si solo lo haces para evitar sentir, te estarás equivocando, ya que la tristeza (igual que el resto de fases del duelo) debe ser transitada para ser superada.

También puedes caer en el error de diluir el dolor que te provoca la tristeza a base de comportamientos dañinos, ya sean personas que no te convienen, sustancias, conductas de riesgo o la evasión a través del deporte o el trabajo, dedicándoles un tiempo excesivo que te impida pensar o sentir. No optes por estas opciones y, de nuevo, piensa que en el término medio encontrarás la solución: mantente distraída y ocupada en cosas que te gustan y con personas que te aportan y ten también momentos de soledad para conectar contigo misma, sentir tus emociones y sanar.

## ¿Qué puedes hacer en esa fase para no quedarte atrapada en la tristeza?

Cuando estás triste, es normal que tu estado de ánimo baje y que sientas una falta de motivación por hacer cosas que antes formaban parte de tu rutina, como hacer deporte o salir con tus amigos. Es una fase en la que debes tener cuidado para no caer en la trampa de la tristeza.

Esta emoción te deja sin motivación por hacer actividades, salir con amigos o simplemente salir de casa. Y si solo decides qué hacer en función de tu motivación, es decir, de si algo te gusta o no, cada vez tendrás menos actividad. Además, debes saber que la motivación por hacer cosas no viene sola, y que de poco sirve que te quedes en casa esperando a que te den ganas de hacer cosas, pues posiblemente no lleguen nunca. Más bien sucede lo contrario: debes ser tú quien vaya en busca de la motivación y la ilusión por comenzar proyectos nuevos o retomar otros olvidados. Como reza el dicho popular: cuanto más hago, más quiero y cuanto menos hago, menos quiero. Por algo será.

Cuando estás transitando la tristeza no puedes dejarte llevar por la motivación. En estos casos, en lugar de preguntarte «¿qué quiero hacer?», pues seguramente la respuesta sea «nada», pregúntate «¿qué me conviene hacer?». De esta forma, conseguirás animarte a hacer cosas, aunque sea sin ganas. Así la tristeza será más llevadera y evitarás entrar en el círculo vicioso y la trampa de la tristeza.

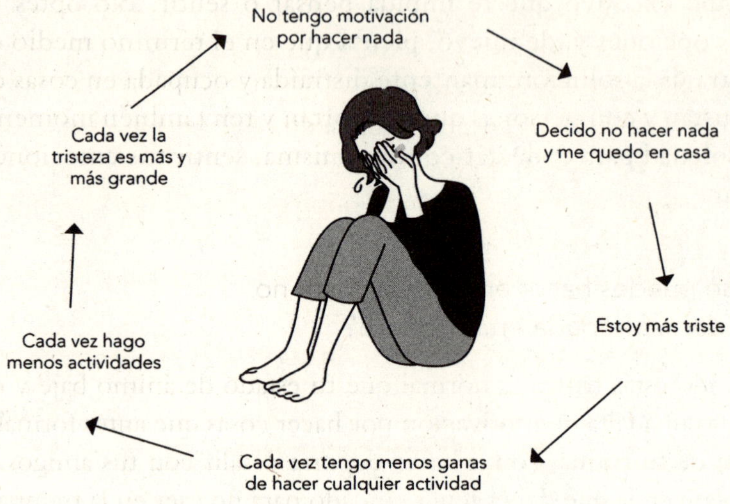


**«Sí, no tengo ganas de hacer nada, pero Encarni me dijo que en estos casos me preguntara: ¿qué me conviene?».**

Otra práctica que puedes aplicar cuando te encuentres en esta fase es analizar lo que te cuentas y tratar de ser realista cuando recuerdes ciertos momentos o tiendas a idealizar a esa persona. Cuando te encuentres en una situación así, trata de rescatar todos esos momentos en los que no fuiste feliz en la relación e intenta experimentar en tu cuerpo cómo te hacía sentir su manera de amarte.

**Preguntas clave para transitar la fase de la tristeza:**

¿Estoy siendo realista con lo que me estoy contando?, ¿cuál fue el motivo real por el que hoy ya no estamos juntos?, ¿estoy siendo mi mejor amiga?, ¿qué puedo hacer que me ayude a estar un poco menos triste?

### La aceptación

Esta es la última fase del proceso del duelo. En este momento has logrado integrar de manera positiva todo lo que te ha sucedido, ya que por fin aceptas la pérdida.

En la fase de aceptación el dolor ya no es el protagonista. Te has liberado de la culpa, la ira y del pasado. Ya no entras en bucle buscando respuestas. Ahora, empiezas a integrar los distintos aprendizajes que te brindó tu relación.

Algo que debes saber es que la palabra «aceptación» no quiere decir «resignación». En esta fase se trata más bien de entender que las cosas han sido como han sido, sin darle más vueltas. Para mí, aceptar implica dejar de luchar. Dejar de querer cambiar algo que no se puede cambiar y entender qué fue lo que me trajo al lugar en el que estoy hoy, pero sin luchas ni resistencias.

> Aceptar significa dejar de luchar.
> Es momento de dejar de dar vueltas,
> de integrar el aprendizaje
> y de mirar hacia delante.
> Un nuevo camino se abre ante ti.

Aunque parezca que no, llega el día en el que las cosas comienzan a verse de una manera distinta. Las piezas comienzan a encajar y el dolor ya no duele tanto.

Es el momento en el que se abre ante ti un nuevo camino, el de amarte más que nunca y, con tu mochila de aprendizajes, comenzar a decidir quién sí, quién no, qué quiero y qué no quiero en mi vida.

Piensa qué tanto dolor ha sentido, que te ha traído el aprendizaje de saber qué quieres y qué no quieres más en tu vida.

Llegar hasta aquí no habrá sido fácil y mereces recordarte que lo lograste. Recordarte que aun cuando dudabas de ti, no te abandonaste y te convertiste en tu lugar seguro.

---

Transitar un proceso de duelo por ruptura puede ser una experiencia muy dolorosa y difícil. Si sientes que sola no puedes, no dudes en recurrir a ayuda profesional. Pero, por favor: no te dejes de lado, pues mereces recuperar tu bienestar emocional.

---

## CONSEJOS PARA TRANSITAR EL DUELO

Es hora de hablar sobre cómo transitar las etapas del duelo de la mejor forma posible cuando llegue el momento. Pero antes, debes recordar que no hay una única manera de transitar el duelo por ruptura. Ni un tiempo establecido. Cada proceso es totalmente distinto. Incluso una misma persona puede vivir de manera distinta duelos diferentes.

No obstante, sea cual sea tu manera de enfrentarte a un duelo, existen algunas pautas o recomendaciones generales que pueden ayudarte a transitar el proceso de la forma más sana posible:

— **Respeta tu proceso y tus tiempos:** a veces queremos ir más rápido de lo que realmente podemos, y las prisas no son buenas en este tipo de procesos. Es importante que tengas conciencia del punto en el que te encuentras, aunque no sea en el que te gustaría estar. De no tener esto en cuenta, te vas a quedar atascada y frustrada, lamentándote porque no avanzas. También es fundamental que no te dejes llevar por la presión social, por la gente que te dice, con toda su buena intención, que «ya pasó mucho tiempo, es hora de superarlo». Sé que resulta complicado no caer en eso, pero nadie tiene derecho a decirte cuándo debes superar una ruptura. Es momento de respetar tus tiempos y tu ritmo. Solo así empezarán a llegar los avances.

— **Deja de juzgar lo que sientes:** otro terreno pantanoso que debes evitar a toda costa es el de los «debería» y las comparaciones absurdas. No te digas a ti misma eso de «ya debería haberlo superado», «ya no debería sentir nada por él» o «él ya lo superó y yo sigo aquí». Este tipo de mensajes no te ayudarán a avanzar en tu proceso, más bien todo lo contrario. Nadie puede elegir cómo se siente, y si intentas controlarlo, entrarás cada vez más en conflicto contigo misma. Y te garantizo que una guerra contra tus emociones es una guerra perdida. En este difícil trance, recuerda que, sientas lo que sientas, estará bien, aunque no te guste. Esas emociones están ahí para cumplir con su función, y necesitan ser atendidas. Es más, no se irán de ahí hasta que las escuches y les des su espacio. Así que, en lugar de luchar contra tus emociones, invierte tus energías en intentar hacerte su amiga. Difícil, ¿verdad? Pero no imposible. En el último apartado de este libro encontrarás pautas y ejercicios que te ayudarán a conseguirlo.

— **Valora los pequeños avances:** no olvides que los pasitos pequeños también son pasos, y que sin ellos no podrías salir de donde estás. Tal vez el primer paso que des no te lleve a tu destino, pero te sacará del lugar en el que te encuentras anclada para que empieces a ponerte en marcha. Aprende a valorar esos pequeños avances o el camino se te hará interminable. Vivirás con la sensación de que no te mueves, pero no es verdad; los movimientos son lentos y pequeños, pero están ahí. No pierdas la motivación para seguir trabajando en tu proceso.

— **Observa tu diálogo interior:** para transitar el duelo es importante que prestes atención a tu diálogo interior y que observes si estás siendo tu mejor amiga o tu peor enemiga. ¿Cómo te hablas? ¿Eres compasiva contigo misma? Lo que te dices a ti, ¿se lo dirías a tu mejor amiga? Si la respuesta es no, necesitas analizar bien cómo te hablas y cambiar tu forma de hacerlo. Porque debes saber que acabarás creyéndote todo eso que te dices, así que no te engañes ni te juzgues porque actúas y sientes basándote en todo eso que te cuentas. Prestar atención a tu diálogo interior y empezar a hablarte como si fueras tu mejor amiga es un esfuerzo que vale la pena hacer, te lo aseguro. Y más aún cuando estás pasando por un momento tan difícil como un duelo.

Cada persona y cada duelo son diferentes.
Respeta tus tiempos,
no juzgues lo que sientes y conviértete
en tu mejor aliada durante el proceso.

— **Detecta todas las mentiras que tú misma te cuentas:** mientras analizas tu diálogo interior es importante que prestes atención a todas esas mentiras que te puedes estar contando. Te invito a hacer un listado con todas esas creencias que ahora mismo tienes sobre ti misma, sobre la otra persona o sobre el amor. A continuación, escribe qué pruebas tienes realmente de que esas creencias son ciertas. Por ejemplo, una de las más comunes con las que me encuentro en consulta es «nunca más me voy a enamorar». Pero ¿qué pruebas hay de que eso sea cierto? ¿Acaso somos capaces de ver el futuro? Si tuvimos otras relaciones anteriormente, ¿por qué no habría más oportunidades en el futuro? Mucho cuidado con todo lo que te cuentas, pues, sea verdad a no, lo vives y sientes en tu cuerpo como si lo fuera.
— **Observa desde qué lugar transitas la ruptura:** ¿lo estás haciendo desde la adulta racional que sabe lo que vale y merece, o desde la niña herida y dependiente? Un duelo es un proceso de crecimiento personal, de escucha interior y autoconocimiento. Es importante que observes qué parte de ti toma el mando de tu proceso para poder cultivar tu parte más adulta y

sostener a esa niña herida. Este será el camino que tendrás que recorrer durante el proceso de duelo por ruptura. En la última parte del libro encontrarás algunas pautas para conseguirlo.

RECOMENDACIONES ANTE UN PROCESO DE DUELO POR RUPTURA

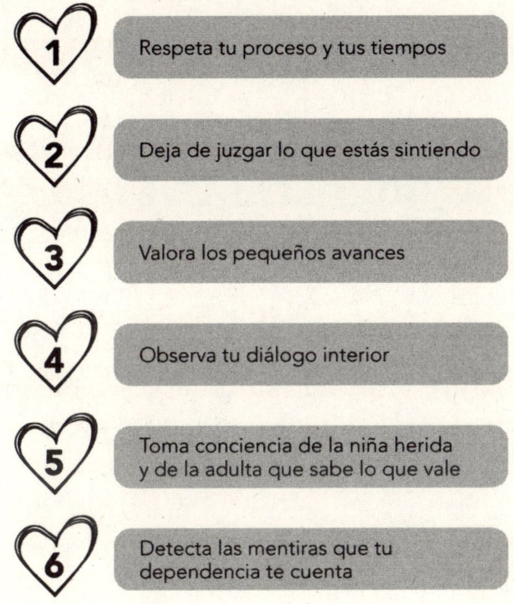

PARTE 3

# COMIENZA A CONSTRUIR RELACIONES SANAS

13

# LA IMPORTANCIA DE ESCUCHARTE Y VALIDARTE

Construir relaciones sanas no es algo sencillo, y más teniendo en cuenta, como ya hemos visto, que vivimos en una sociedad que normaliza ciertas relaciones tóxicas e idealiza el amor romántico. Nadie nos ha enseñado a vincularnos de forma sana, pero quiero que sepas que puedes aprender a hacerlo y que nunca es tarde, y por ese motivo escribo este libro que espero que te sirva de guía y te sane para que recibas el amor que mereces en tus futuras relaciones.

Lo primero que debes hacer para empezar a construir relaciones sanas es mirar hacia dentro con el fin de descubrir desde qué lugar te estás vinculando. No puedes construir una relación sana y equilibrada si no te paras a escucharte y si no sabes cuáles son tus necesidades en una relación, tus límites, tus innegociables y, además, qué puedes ofrecer a tu pareja. Sin conocer lo que necesitas, lo que quieres y lo que puedes dar en una relación será muy difícil que puedas construir algo sano.

El principal problema con el que puedes toparte es que no estés demasiado familiarizada con eso de escucharte. Tal vez vivas en piloto automático y han sido la sociedad o la familia quienes te han ido diciendo cuáles deben ser tus necesidades y cómo debes cubrirlas. Y puede que tú las hayas dado por válidas sin ni siquiera cuestionártelo y que te hayas ido construyendo a ti misma basándote en lo que se esperaba de ti, sin preguntarme si realmente es eso lo que quieres. En el peor de los casos, tal vez ni siquiera sabías que podías preguntarte algo tan sencillo como: «¿qué quiero y espero yo de mis relaciones?».

> Quiero recordarte que lo que tú sientes es válido y que solo tú puedes saber qué necesitas realmente. Recuerda: nadie tiene derecho a decidir por ti, y conectar con tu autenticidad hará que seas tú quien tome las riendas de tu vida y quien decida con conciencia.

Ha llegado el momento de dejar de complacer al resto, de mirar tanto hacia fuera para empezar un viaje hacia tu interior y conectar con tu autenticidad. Ha llegado el momento de aprender a identificar qué necesitas realmente y qué tienes para ofrecer a los demás.

Como te comentaba, para construir relaciones sanas es imprescindible analizar desde qué lugar estás estableciendo tus vínculos. Cuando lo haces desde tu parte herida, desde esa niña que se siente pequeñita e insuficiente cuando se vincula con el otro, es muy posible que caigas en relaciones que duelen porque actúas desde tus heridas y tus carencias. No buscas a una persona para construir una relación que te dé calma y paz, sino que simplemente buscas a alguien para sanar tus heridas y tapar unas necesidades que no has aprendido a cubrir por ti misma, pues nunca nadie te lo ha enseñado. De esta manera, esperas que la otra persona te haga sentir valiosa e importante porque te sientes pequeña y poco importante.

Pues bien, hasta que no sanes a tu niña interior, seguirás repitiendo siempre el mismo patrón relacional, colocándote en escenarios que tocan tus heridas y que, lejos de sanarlas, hacen que cada vez se abran y duelan más. Debes aprender a dirigir la mirada hacia ti y a conectar con tu niña interior, pues será ella la que te dará las claves para que puedas conocer tus necesidades. Desde ese lugar, estarás preparada para comenzar a construir relaciones de las que valen la pena. Así que empecemos por el principio:

## TU NIÑA INTERIOR

A lo largo del libro he mencionado varias veces este concepto, que seguramente sabrás definir de forma intuitiva. Cuando hablamos de la «niña interior», nos referimos a esa parte de ti que guarda las experiencias que has vivido desde tu más tierna infancia. Experiencias que se archivaron desde el mismo punto de vista que cuando las viviste, es decir, desde los ojos de una niña. Debes saber que, todavía hoy, son muchas de esas experiencias las que te dirigen de manera inconsciente, tomando por ti las decisiones del día a día.

Por ello, es muy importante trabajar en tu parte inconsciente, en la historia de esa niña y sus heridas. De lo contrario, continuarás repitiendo una y otra vez la misma historia, los mismos tipos de relaciones, y seguirás pensando que es casualidad. Pero no, no es casualidad, esto ocurre porque son tus heridas las que te están dirigiendo.

> Hasta que no sanes
> a la niña que llevas dentro,
> repetirás una y otra vez la misma historia
> y lo llamarás «azar» o «mala suerte».

Necesitas conocer a tu niña, las heridas que guarda, entender desde qué lugar se relaciona y comenzar a sanar esa parte de ti. Este es uno de los trabajos más importantes que hacemos en terapia, ya que permite romper con el bucle de relaciones fallidas y comenzar, por fin, a construir relaciones sanas.

Es posible que pienses que tu infancia fue perfecta y maravillosa y que tuviste a los mejores padres, por lo que tu niña interior se encuentra perfectamente sana y sin heridas. Y claro que puedes tener razón, con certeza, tus padres fueron maravillosos y lo hicieron lo mejor que pudieron. Pero te aseguro que educar a un hijo no es nada fácil, y por muy maravillosos que fueran durante tu infancia, es posible que algún día, con las mejores intenciones del mundo, se equivocaran. Como madre, sé que el amor incondicional que sentimos por los hijos no es comparable con nada en el mundo, pero también sé que a veces, sin querer, nos equivocamos. Y no es mi intención ni juzgar a tus padres, ni que cambies tu concepto sobre ellos, ni que empieces a ver de otra forma tu infancia. Simplemente quiero que analices con tus ojos de adulta a esa niña que fuiste, sin juzgar ni cambiar la mirada de respeto y amor hacia tus padres. Quiero que le des a tu niña un espacio de escucha y validación que le permita conocer su historia y sanar sus heridas. Siéntete libre de hacerlo a tu ritmo, pues solo tú sabes lo que necesitas y cómo dártelo. Escúchate y respeta tu ritmo, pues sea el que sea, está bien.

También es posible que las heridas que guarda tu niña no fueran causadas de manera directa por tus cuidadores principales. Quizás fueron abiertas por unos compañeros de clase crueles u otros cuidadores secundarios, exigentes y perfeccionistas. Sea cual sea tu caso, tu niña merece ser mirada con compasión y amor, y, para ello, debes viajar a esos recuerdos dolorosos en los que quizás sintió que había algo malo en ella, que nadie la entendía o que no era valiosa. Debes retrotraerte hasta esos momentos en los que se sintió rechazada, abandonada, insuficiente, poco amada y no aceptada de una manera incondicional, en definitiva, esos momentos en los que se sintió sola e insignificante. Sé que es doloroso, pero es necesario revisitar esos recuerdos para sanar.

---

Soy consciente de que mirar atrás puede resultar muy complicado, y es por ello que te recomiendo recurrir a ayuda profesional si crees que tú sola no vas a ser capaz de hacerlo. Si es tu caso, busca a alguien con experiencia y conocimientos específicos en trauma, heridas y apego para que pueda sostenerte durante el proceso y dotarte de los recursos necesarios para sanar a tu niña.

---

Empieza a conectar con tu niña interior y conviértela en un hábito diario:

¿Cómo puedes hacerlo?

1. Revive tu infancia: recupera un álbum de fotos antiguo y recuerda cómo eras y lo que te hacía feliz.
2. Practica un *hobby* creativo: baila, canta, pinta o haz alguna manualidad para decorar tu casa. Echa a volar tu imaginación y experimenta con algo nuevo.
3. Practica la autocompasión: sé empática contigo misma y háblate bien. Dedica cada día un minuto a mirarte en el espejo y decirte algo bonito.

## Cómo saber si tu niña interior está herida

Existen muchas maneras distintas de poder identificar si tu niña interior está herida. En este apartado repasaremos las creencias y conductas más comunes que, como adulta, puedes estar desarrollando y que son sinónimo de que tu niña interior tiene heridas por sanar todavía. Veámoslas:

## Eres muy exigente y crítica contigo misma

Tal vez pienses que ser exigente y perfeccionista contigo misma es un simple rasgo de tu carácter, pero debes saber que detrás de esa exigencia suele haber una historia. Si de pequeña te premiaban cuando hacías las cosas muy bien y te ignoraban o castigaban cuando te equivocabas, seguramente ahora seas muy exigente contigo misma. Tu niña interior entendió que debía esforzarse por hacer las cosas bien si quería sentirse vista por los demás, y así sigues comportándote hasta el día de hoy.

Quizás, cuando eras pequeña, ser exigente contigo misma y buscar la perfección te hizo sentir segura y admirada por los demás, pero hoy te coloca en un lugar de exigencia muy alto y no te deja conectar con el disfrute ni con el placer. Incluso puede que en momentos de descanso sientas que estás haciendo algo malo por no ser productiva. Y a lo mejor tu parte racional sabe que no pasa nada, que te puedes permitir descansar, pero tu cuerpo no lo siente así. Esto ocurre porque cuando eras una niña, tu sistema nervioso interiorizó que, si descansaba y no conseguía la perfección, corría el riesgo de no ser vista por los demás, o, en el peor de los casos, podría llegar a ser castigada.

## Sientes que no eres suficiente o que todos son mejores que tú

Si durante tu infancia viviste experiencias que te hicieron sentir que había algo mal en ti, actualmente una parte de ti seguirá sintiéndose así. Es esa misma parte que te compara con los demás y siempre encuentra algún defecto en ti para hacerte sentir que no eres suficiente, y por mucho que le repitas que todo está bien, tu cuerpo no lo sentirá así.

Si de pequeña viviste una y otra vez situaciones en las que te comparaban con los demás, ya fuera con tus hermanos, tus primos o con compañeros de clase, sin duda esto pudo afectar a tu autoestima y estará presente dentro de ti todavía. Creciste pensando que los demás eran mejores que tú y hoy sientes que, hagas lo que hagas, no eres suficiente.

### Eres muy dependiente en tus relaciones

Si has tenido unos padres muy sobreprotectores, o, por el contrario, si tus cuidadores principales estaban emocionalmente ausentes, es posible que hayas crecido con la sensación de que necesitas a los demás y ahora te da miedo la soledad. Esto es tremendamente peligroso para tu bienestar, pues puedes acabar envuelta en relaciones de dependencia emocional en las que, aunque eres consciente de que te están haciendo daño, te ves incapaz de soltar porque sientes que tu felicidad depende de la otra persona, aunque ni siquiera cubre tus necesidades.

> Ser muy exigente contigo misma,
> olvidarte de ti para complacer a los demás
> o creer que nunca eres suficiente
> son señales de que tu niña interior está herida.

### Tienes miedo a ser tú misma y que te juzguen por ello

Otro indicio de que tu niña interior está herida es que te cuesta ser tú misma por miedo a ser juzgada, al qué dirán o a que los demás se lleven una mala imagen de ti. Este miedo te impide ser auténtica y mostrarte tal cual eres y supone la peor de las infelicidades: traicionarte a ti misma y dejar de ser tú.

### Eres excesivamente complaciente y te olvidas de ti misma

Por último, es señal de que tu niña interior está herida que tiendas a perderte en las relaciones y que priorices las necesidades de la otra persona a las tuyas. Ten cuidado si te identificas con este comportamiento, pues lo que te estás diciendo a ti misma es que no eres importante o que el otro es más importante que tú y no puedes permitirte perderlo. Si piensas esto, sacrificarás lo que necesitas con tal de no sentirte abandonada, pues es un dolor que tu niña no se puede permitir sentir porque le recuerda mucho a un dolor del pasado que fue insoportable para ella a esas edades tan tempranas.

Algo muy parecido ocurre si eres una persona muy entregada a los demás, que das y das en tus relaciones y sientes que nunca recibes lo mismo de vuelta. Si te sucede esto, la verdadera pregunta que deberías hacerte es: ¿por qué necesito dar tanto?, ¿qué temo que pase si dejo de dar?

TU NIÑA INTERIOR ESTÁ HERIDA CUANDO...

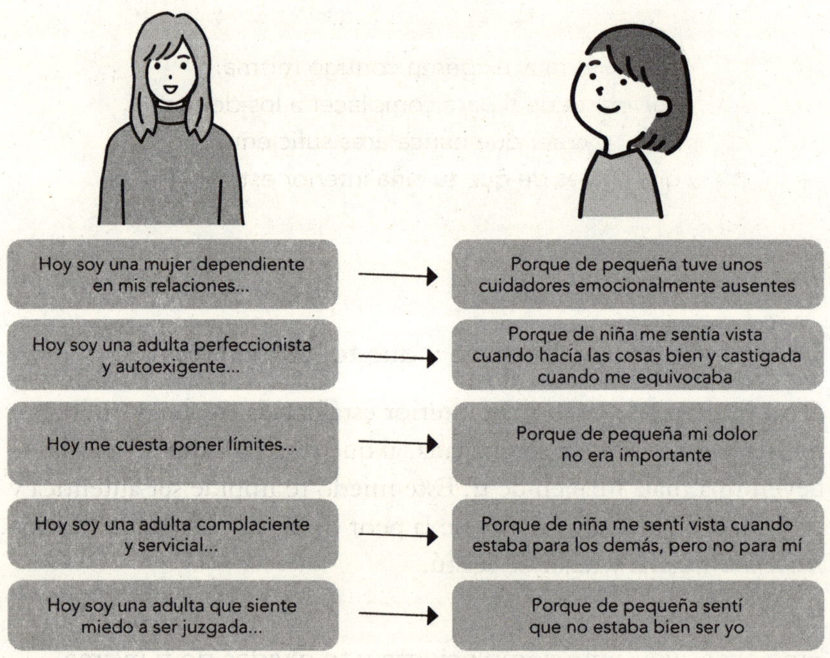


Estas son algunas de las conductas más frecuentes que tu niña interior pone en marcha como estrategia para no sentir sus heridas en el presente. Heridas que pueden ser de abandono, de rechazo, de humillación, de injusticia o de traición. Se trata de prácticas que llevamos a cabo de una manera muy inconsciente. Por ello, es importante que empieces a ser consciente de estas maneras de actuar para modificarlas. Puede que algún día te resultaran útiles para recibir un poquito de amor o de calor por parte de los que te rodeaban, pero en el presente te alejan de ti misma y, en lugar de sanar tus heridas, te hacen sentir cada vez más pequeñita. Es importante que entiendas y honres todas esas estrategias que tu niña no tuvo más remedio que adoptar, pues eran la forma que encontró para sentirse querida, a salvo y vista. Algo esencial para su supervivencia y su seguridad.

Son tus heridas, tus experiencias del pasado y la historia de tu niña interior lo que no te deja sentir en tu cuerpo que eres suficiente, por mucho que trates de repetírtelo una y otra vez desde tu parte racional. Para que esto se quede dentro de ti, debes sanar a tu niña, conocer su historia, saber cómo se siente y aprender a darle, desde tu parte adulta, todo eso que necesita. Así podrás ayudarla a cambiar su narrativa interior, para pasar de «no soy suficiente» a «los demás no tuvieron los recursos necesarios para hacerme sentir suficiente y satisfacer mis necesidades de seguridad, pero ni hay ni hubo en mí nunca nada malo». Hasta que no llegue ese día, tu niña seguirá herida.

---

Portar heridas sin sanar es como tener una herida infectada en la piel. Si alguien te la toca, te duele. Para curar esa herida de la piel no te queda otra que abrirla, limpiarla bien, desinfectarla y, solo entonces, volver a taparla. Se trata de un proceso tan doloroso como necesario, pues hacer como si no pasara nada solo va a infectar la herida cada vez más.

---

Tampoco podemos obviar que crecimos en una cultura que ha invalidado mucho el dolor emocional, lo que nos ha hecho madurar emocionalmente sintiéndonos abandonados. Seguramente alguna vez has escuchado eso de «levántate, eso no es nada», «tú eres fuerte». Seguramente también alguna vez expresaste tu malestar y te dijeron eso de «bueno, no lo pienses más, ya se te pasará». Y sí, pueden ser mensajes dichos con toda la buena intención del mundo, pero igualmente invalidan tu dolor y no tienen en cuenta tus necesidades. Quizás te hubieran hecho sentir un poco más atendida si ante esas situaciones de malestar te hubieran dicho «te entiendo», «es normal lo que sientes» o «¿qué necesitas para estar mejor?». Unas palabras que te reconfortaran, que te dieran la oportunidad de escuchar tus necesidades y que te hicieran sentir emocionalmente acompañada.

TU NIÑA INTERIOR FUE ABANDONADA
EMOCIONALMENTE CUANDO...
La castigaban cuando no cumplía las expectativas de papá y mamá
No validaban su dolor
No se sintió acompañada en sus emociones
No tuvo un lugar seguro donde llorar, porque llorar era algo feo
Tuvo que atender las necesidades de los demás y olvidarse de las suyas propias
No podía ser ella misma

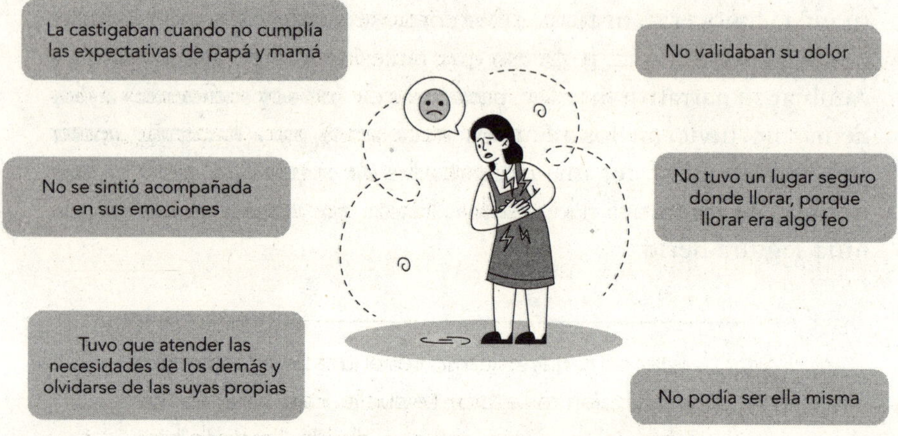

**Sí, aunque todas sus necesidades y cuidados básicos fueron cubiertos, fue una niña abandonada emocionalmente.**

Teniendo en cuenta lo anterior, es normal que hoy no estés conectada con tus necesidades y que evites a toda costa tu dolor. Es posible que no te hayan sostenido ante el dolor, y no con intención de hacerte daño o de causarte una herida, sino porque quizás aquellos adultos responsables de acompañarte en tu malestar no sabían cómo hacerlo. Quizás porque a ellos tampoco les enseñó nadie.

Quizás eran adultos que tampoco sabían sostenerse ante el dolor, así que ¿cómo te iban a sostener a ti? En muchos casos, lo hicieron lo mejor que pudieron, con sus mochilas y sus heridas.

> Si te sientes insuficiente,
> no es porque realmente lo seas,
> sino por la incapacidad
> que tuvieron de hacerte sentir
> suficiente cuando aún eras una niña.

En consulta veo a muchas mujeres adultas que no saben cuáles son sus necesidades afectivas o que siguen en relaciones que no cubren sus necesidades, y esto no es casualidad. Si no sabes cuáles son tus necesidades afectivas, puedes acabar quedándote más tiempo del necesario en relaciones en las que estas no sean tenidas en cuenta, pues si ni tú misma te paras a escucharte para saber cuáles son tus necesidades y las expresas, será difícil que la otra persona pueda cubrirlas. Tal vez aprendiste que tus necesidades no eran importantes o puede que no tengas los recursos suficientes para regular tu sistema nervioso por ti misma para así sentirte segura y salir de esa relación que duele. En su lugar, tu sistema nervioso comienza a notarse en peligro, la ansiedad te desborda y te quedas, aunque sepas que deberías irte.

---

Hoy quiero decirte que tus necesidades sí importan. Y hasta que no aprendas a escucharlas y validarlas tú misma, seguirás involucrándote en relaciones que duelen y te quedarás atrapada una y otra vez en ellas repitiendo el mismo patrón.

---

Para sanar a tu niña, debes mirarla y abrazarla tras revisitar y volver a experimentar esos momentos que la hirieron en el pasado. Debes ponerte en su piel, comprenderla, validarla y preguntarle: «¿qué necesitaste que no supieron darte?». Solo así podrás ser tú ahora, desde tu adultez, la que pueda darle todo eso que le faltó y sanar a tu niña herida. Solo así podrás cultivar a la adulta que llevas dentro y sanarla.

Te invito a que mires hacia dentro y a que reflexiones sobre las heridas que necesitas sanar para ayudar a tu niña interior haciéndote las siguientes preguntas, reflexionando sobre ellas y respondiendo con honestidad:

- ¿Qué heridas portas dentro de ti que aún no has sanado?
- ¿Recuerdas alguna situación que se repitiera con el tiempo que pudiera originarlas?
- ¿Cómo afectan tu día a día las heridas que llevas contigo?

## Sanar a tu niña interior

Sanar a tu niña interior no significa olvidar el pasado, que deje de doler y pasar a ser una persona completamente feliz. Sanar a tu niña interior consiste en crear una narrativa más realista y menos dolorosa para ella: con menos carga de dolor, culpa, vergüenza, ira, tristeza…, o de cualquier otra emoción que la desbordara. Se trata de aprender a ser tu propio lugar seguro, de transitar el duelo por aquello que tanto necesitaste y nunca tuviste. Comprender que lo que hoy te limita, ayer te ayudó a sentirte un poquito más querida, un poquito más segura.

Sanar a tu niña interior tampoco significa que ya estarás siempre en calma y que no volverás a sentir malestar nunca, sino que tendrás recursos para sostenerte ante el malestar, en lugar de sentirte sola o abandonada.

Para sanar a tu niña vas a tener que dejar atrás el piloto automático y empezar a vivir de manera más consciente, para así ser capaz de detectar el momento en el que se despierta en ti y sus heridas comienzan a tomar el control. Cuando se den este tipo de situaciones, deberás poner en práctica algunas técnicas de regulación emocional (que te explicaré a continuación) que le permitan a tu niña sentirse sostenida y acompañada ante el malestar que le generan sus emociones más desagradables.

> Sanar a tu niña interior
> implica dejar de vivir
> en modo automático
> para hacerlo de forma
> más consciente.
> Solo así podrás saber cuándo
> se despierta e impedir que
> sus heridas dirijan tu vida.

Como ya imaginarás, no se trata de una tarea fácil por varios motivos: uno es que tendemos a ir en piloto automático y no detectamos con facilidad el momento en el que nuestras heridas se apoderan de nosotros. Otro es que, a pesar de que sí seamos conscientes de nuestras heridas, y desde nuestra parte adulta cambiemos la narrativa de nuestra niña por otra más realista y menos dolorosa, esta no siempre cala en ella y no la siente en su cuerpo como verdadera.

Cuando sucede esto, en terapia existen un recurso muy potente para llegar a esa niña y trabajar en esa narrativa del pasado para así cambiarla por una narrativa menos dolorosa y más realista: la terapia

EMDR. Como ya comenté, la terapia de desensibilización y reprocesamiento por movimientos oculares, también conocida como terapia EMDR, es un tipo de terapia efectiva y ampliamente investigada. En la actualidad, se ha revelado como la terapia más potente a la hora de resolver traumas del pasado.

La terapia EMDR permite al paciente tomar otra perspectiva con respecto a lo que sucedió y cambiar su narrativa del pasado por una en la que no fuera el responsable de todo. Gracias a ella, el paciente puede ver que no todo era por su culpa, que el problema no es que no fuera suficiente ni valioso, sino más bien que todas aquellas personas que lo rodearon no supieron amarlo como se merecía.

En consulta, he visto que la terapia EMDR ha ayudado a mis pacientes a reprocesar experiencias difíciles de su pasado y a cambiar —de forma relativamente fácil— la narrativa del hecho vivido por otra menos dolorosa para el niño que fueron. Una narrativa en la que ahora hay menos culpa, tristeza e ira. Lo potente de este tipo de terapia es que la nueva narrativa que se elabora no solo queda grabada de manera superficial en nuestra parte racional, sino que pasa también al cuerpo.

### Sanar a tu niña interior es…

— Dejar de sentirte pequeñita e insuficiente cuando esa llamada no llega, pues sabrás de forma racional y sentirás también en tu cuerpo que tu valor no lo determina que te elijan o no. Sentirás que tu valor está dentro de ti y que eres valiosa simplemente por el hecho de ser tú.

— Abandonar la perfección y permitirte equivocarte y bajar el ritmo de tu exigencia, pues ya no vas a necesitar ser perfecta para nadie, porque quien de verdad te quiera no va a pedirte que lo seas. Es ayudarla a superar el miedo a que los demás vean sus imperfecciones y que entienda que la perfección no existe y que entrar en ese juego es de lo más dañino.

— Dejar de sentirte abandonada cuando esa persona decide irse de tu lado, o sentir que si se va es porque hay algo malo en ti. Porque ya nunca más estarás sola, porque estar contigo misma es suficiente.

— Dejar de priorizar las necesidades de los demás y empezar a preocuparte por ti sin sentirte egoísta por ello. Es transitar el miedo que puede suponer empezar a cambiar tus relaciones, pues quizás conlleve enfrentarte a alguna pérdida o la ruptura de determinados vínculos. Supone tomar fuerte la mano de tu niña para que confíe en que, pase lo que pase, será lo mejor para ella.

## TU NIÑA INTERIOR HA SANADO CUANDO...

Deja de satisfacer las expectativas de los demás y comienza a satisfacer las suyas propias
Escucha lo que necesita
Elige personas que le hacen bien a su vida
Pone límites a los demás
Disfruta del tiempo con ella misma
Se valora y se acepta tal y como es

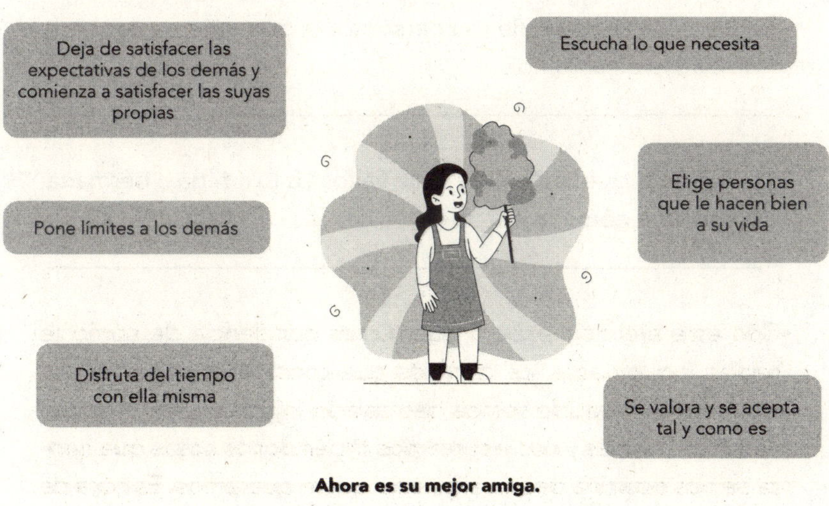

**Ahora es su mejor amiga.**

Como ves, se puede sanar a tu niña herida, y esta es una responsabilidad de tu adulta. Es posible que te hayan dicho tantas veces que algún día llegaría esa persona que te salvaría de tu dolor que al final has llegado a creerlo, pero la realidad es que esa persona eres tú misma.

Si ves que te cuesta mucho cambiar tu narrativa interna, te propongo que pruebes con el siguiente ejercicio:
Imagina que eso que te está sucediendo —y que te causa tanto malestar—, en lugar de ocurrirte a ti, le ocurre a alguien a quien quieres muchísimo, como a tu hermana o a una amiga.

¿Qué le dirías?

___

¿Crees que eso tan terrible que le pasó es culpa suya?

___

¿Crees que el valor de esa persona a la que quieres depende de que la elijan o no?

___

¿Qué es lo que realmente hace valiosa a tu amiga o hermana: cómo es o cómo la perciben los demás?

___

Con este ejercicio espero que tomes conciencia de cómo te hablas y que hagas los cambios que consideres necesarios al respecto. A menudo somos demasiado injustas y estrictas con nosotras mismas y nos lastimamos diciéndonos cosas que nunca se nos ocurriría decir a alguien a quien queremos. Es hora de hablarte como le hablas a las personas que más quieres.

## Desde la niña que fuiste a la adulta que eres hoy

Cuando tratas de construir relaciones desde tu niña herida, buscas sentirte querida por encima de todo y que la otra persona te dé eso que de pequeña te fue negado. Y harás todo lo posible para que así sea, aunque esto suponga dejar de escucharte a ti misma y a tus auténticas necesidades. Con tal de que la otra persona no te abandone, estarás dispuesta a lo que sea, incluso a perderte.

> Tu niña interior
> es capaz de abandonarse
> a sí misma,
> con tal de no
> sentirse abandonada
> por la otra persona.

Pues bien, si de verdad quieres cambiar tu patrón relacional, necesitas dejar de construir los vínculos desde tu niña herida y comenzar a hacerlo desde la adulta que eres hoy. Debes tomar fuerte la mano de esa niña y guiarla con fuerza. Ojo, esto no consiste en anular a tu niña o dejar de escucharla, todo lo contrario. Tendrás que escucharla más que nunca y ayudarla a transitar sus miedos con recursos que la ayuden a sentir a tu adulta más cerca que nunca.

Para ello, debes empezar a mirar dentro de ti, pues solo así podrás construir una vida con coherencia en la que puedas ser tú misma, comenzar a perder el miedo a mostrarte tal y como eres y sentir que no hay nada de malo en ti. Y si alguien te hace sentir lo contario, entonces es que estás en el lugar equivocado.

Te invito a conectar con tu autenticidad, a observar qué hay dentro de ti, a que reflexiones sobre si tu vida está alineada con lo que siempre has querido ser y hacer. Si es así, enhorabuena, pues no es nada fácil. Y si no es así, haz los cambios que necesites para acercarte a tus sueños. Y si sola no puedes, pide ayuda.

Deja de ser lo que se espera de ti y comienza a ser la persona que tú eres de manera auténtica y natural. Los que te quieren de verdad, seguirán a tu lado. A los demás, no los necesitas. Comienza a mirar dentro, comienza a conocerte de verdad. Es bonito conocerte de verdad y aceptarte tal y como eres. Es bonito llegar a la conclusión de que todo lo que necesitabas para ser feliz siempre había estado dentro de ti.

Tu gran cambio hacia la sanación y hacia una vida plena y en calma sucede cuando empiezas a aceptar todas y cada una de tus partes, cuando las abrazas y dejas de sentirte sola, aceptando que, desde siempre, todo está bien en ti. Entonces te sientes preparada para apostar fuerte por ti abrazando el miedo, pero con la seguridad de que nunca más vas a estar sola, porque ahora te tienes a ti, a tu adulta.

En este proceso es muy importante que puedas sentir a tu adulta para que cuando tu niña comience a desbordarse por sus miedos, pueda sentir con seguridad que su adulta no la va a abandonar.

Cuando empiezas a sentir a tu adulta fuerte, tomándote de la mano, te permites ser tú misma. Y con esa seguridad puedes mirar dentro, escucharte, dejar de priorizar las necesidades de los demás y comenzar a atender las tuyas.

Vivir desde tu parte adulta es…

— Empezar a ir a tu favor, lanzarte a vivir una vida plena, alineada con lo que resuena dentro de ti. Permitirte ser y encontrar la coherencia en tu interior, eso te da paz.
— Ser compasiva contigo misma y convertirte en tu mejor amiga, sin dar lugar a la crítica ni al juicio. Elegir siempre a tu favor y darte permiso para equivocarte. Confío en ti, en que nunca más vas a estar sola mientras estés contigo.
— Dejar de vivir desde el miedo y comenzar a construir desde el amor. Especialmente, desde el amor hacia ti misma. Un amor

en el que no haya lugar para el dolor hacia ti ni hacia tu niña, sin permitir que le hagan daño ni quedarte donde no te quieren.

Para alcanzar esa seguridad interior debes conectar primero de manera auténtica con tu cuerpo y con tu historia. Será ese camino de vuelta a ti el que cultivará la seguridad que necesitas, y así dejarás al fin de vivir en modo supervivencia para comenzar a sentir que estás viviendo la vida que mereces desde un lugar totalmente distinto, con una narrativa nueva y en un espacio en el que predomine la serenidad y la seguridad. De esta manera, ya no necesitarás quedarte en relaciones que te hagan daño, sino que empezarás a vivir desde tu autenticidad, eligiendo tus vínculos desde la seguridad que te aporta tu adulta. En definitiva, estarás preparada para construir desde el amor sano, ese que no duele.

Ahora te propongo que reflexiones sobre tu forma de ser y actuar para que tomes conciencia sobre hasta qué punto te permites ser auténtica. Contesta con honestidad a las siguientes preguntas:

- ¿Qué limitaciones y creencias te están impidiendo ser tú misma?
- ¿En qué contextos te reprimes? ¿Qué esperas obtener con tu comportamiento?
- Si nadie fuera a juzgarte por ello, ¿qué cosas harías que ahora no haces?
- ¿Qué pequeñas acciones podrías implementar para dejar salir a tu yo auténtica?

## CULTIVANDO LA ADULTA QUE ERES HOY

Todas tus experiencias, tus éxitos y tus fracasos, tus alegrías y tus penas, tus momentos buenos y los no tan buenos te han llevado a la adulta que eres hoy. Una adulta a la que necesitas para sanar a tu niña herida. Es posible que en muchas áreas de tu vida te sientas una adulta sana capaz de llevar las riendas de su vida, que seas una persona independiente e incluso exitosa en el área profesional, pero que a título personal siga siendo tu niña quien dirige tus relaciones. ¿Cómo es posible? Pues porque quizás sí te han enseñado a convertirte en una mujer exitosa en el ámbito profesional, has tenido un modelo al que seguir en esa área o te han dado un mapa de ruta para lograrlo por ti misma en ese ámbito, pero no has tenido la misma suerte en el terreno personal ni en lo que a vínculos se refiere. Quizás no has tenido un modelo que te guiara para que pudieras ser tu lugar seguro cuando te vinculas. Sea como sea, no te preocupes, pues, por suerte, esto es algo que se puede aprender.

> Tú puedes cultivar a tu adulta
> para ser ese lugar seguro que
> necesitas para sanar a tu niña herida
> y comenzar a construir relaciones sanas
> que te aporten paz y calma,
> y no caos y ansiedad.

No te voy a engañar, cultivar a la adulta que eres hoy no se trata de un proceso fácil. Incluso es posible que no puedas hacerlo sola y que necesites ayuda profesional para ser guiada en el proceso, pero te garantizo que se puede lograr.

De lo que se trata es de convertirte, en el plano emocional, en ese adulto que necesitaste a tu lado en los momentos de dolor de tu infancia, para así poder mirar a tu niña con compasión, amor incondicional y darle aquello que necesitó en su momento y que no obtuvo por parte de sus cuidadores. Solo de esta manera llegará el punto en el que tu niña deje de sentir que había algo malo en ella, que no era valiosa o que merecía ser abandonada o rechazada. Y sabrás que tu niña interior ha sanado cuando deje de sentir en su cuerpo que hay algo malo en ella, que no es valiosa o que merecía ser abandonada o rechazada. Tu niña interior sanará cuando comience a sentir que el problema no era ella, sino la incapacidad de los demás de sostenerla ante su dolor haciéndola sentirse pequeñita e insignificante, cuando comience a sentir en su cuerpo que lo cierto es que en ella nunca hubo nada malo, que todo estuvo bien y que era perfecta con sus imperfecciones. En consulta me encuentro con personas que saben que son suficientes y valiosas en lo racional, pero que no lo sienten en su cuerpo. Saben que en ellas no hay nada malo, pero, aun así, se sienten como esa niña, pequeña e insignificante. Por eso escuchamos tanto en terapia frases como: «yo la teoría me la sé, el problema es la práctica». Y es que hasta que no sanes a esa niña herida, puedas llegar a su historia y a través de tu adulta le permitas cambiar su narrativa por una más realista y compasiva con ella misma, seguirá habitando en ti, dirigiendo tu vida y tu manera de vincularte. Necesitas que esa niña deje de sentir en su cuerpo que el problema era ella y comience a sentir que solo era una niña, tan valiosa y merecedora de amor como cualquier otra persona. También debes hacerle comprender que quizás en algún momento se equivocó, pero que tenía derecho a hacerlo sin por ello ser menos que nadie. Tu niña interior necesita narrativa que le dé el poder de recuperar su valor, el poder de sentirse ni más ni menos que nadie. Una narrativa que ya no ponga su valor en las manos de los demás, sino en las suyas propias.

Antes de continuar, te invito a que te sientes contigo misma un rato y a que escribas tus propios mantras para que tu narrativa empiece a cambiar.

Aquí tienes un espacio para hablarte con compasión y empatía, para recordarte que no había nada malo en ti, que eres valiosa y que mereces un amor sano y bonito.
Puedes crear dos o tres mantras y repetirlos cada día al levantarte o antes de irte a dormir.

Mantra 1:

______________________________________________

Mantra 2:

______________________________________________

Mantra 3:

______________________________________________

Como ya viste, para cultivar a tu adulta primero tienes que observarla para conocerla un poquito más partiendo de su niña herida. Para ello, te ayudaré a identificar los recursos y las herramientas que ya tienes para aportarte calma y regular tu sistema nervioso. Cuando en consulta empezamos a indagar sobre este tema, lo primero que suelo escuchar es «yo no tengo esos recursos», pero la realidad es que todas los tenemos, simplemente que nunca les hemos prestado atención. En terapia solamente empezamos a tomar conciencia de ellos y los utilizamos a nuestro favor, pero ya están en ti. Y, para saber más sobre estos recursos, debemos comenzar hablando sobre los destellos.

## Los destellos

Los recursos que nos aportan calma son también conocidos con el término «destellos» (*glimmers*), que fue descrito por primera vez por Deb Dana. Estos destellos ayudan a regular el sistema nervioso y consisten esos pequeños momentos que nos aportan calma, seguridad, tranquilidad y que permiten llevar a nuestro cuerpo a un estado de regulación y sostén. Algunos ejemplos de destellos son:

— Abrazar a tu mascota.
— El olor de una vela que te gusta.
— Un rato de silencio y lectura.
— El sonido de las olas.
— Un gesto amable de tu persona favorita.

Como puedes observar, son recursos que todos tenemos a nuestro alcance y, si te permites sentirlos de manera intencional y consciente, podrás hacer que aumenten su poder. Aunque te parezcan muy simples, los destellos son recursos potentes que pueden ayudarte a regular tu sistema nervioso en momentos de malestar, y, si los vas almacenando y entrenando, podrán sostenerte y calmarte en momentos de dolor o incomodidad, ya que te ayudan a dar forma a tu sistema nervioso para construir un nuevo camino neuronal. Además, la buena noticia es que los destellos mejoran si los entrenas, así que, con la práctica, cada vez serán más potentes y te resultará más fácil volver a un estado de calma tras ponerlos en práctica.

El objetivo de los destellos no es eliminar el malestar, sino más bien regular tu sistema nervioso y colocarte en un lugar en el que tu cuerpo interprete que está un poco más tranquilo, permitiéndole tomar perspectiva ante una situación que te provoca ansiedad o te hace sentir mal. Si recurres a ellos de forma constante y consciente, estos destellos te irán ayudando a ser cada día un poco más resiliente.

Te invito a mirar dentro de ti y a observar qué destellos tienes tú, qué recursos de tu día a día te permiten conectar con la calma y el sostén. Ve tomando conciencia de ellos e incorpóralos en tu práctica diaria, ya que el entrenamiento consciente de los destellos te ayudará a que cuando los necesites de verdad, en un momento de malestar, tengan un mayor poder.

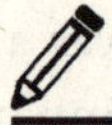

Aquí tienes un espacio para mencionar los destellos que se te vengan a la mente para empezar a entrenar con ellos:

Destello 1: ____________________

Destello 2: ____________________

Destello 3: ____________________

Destello 4: ____________________

Destello 5: ____________________

Es importante que vayas tomando conciencia de todos los recursos que, de manera inconsciente, tiene tu adulta, para así empezar a hacerlos conscientes y sacar todo el potencial de ellos. Estos destellos pueden ser realizar algún deporte que te gusta cuando te sientes estresada, desconectar paseando en la naturaleza, escuchar música y bailar en tu sala, preparar un postre para desconectar o hacer alguna actividad manual o creativa para conectar con tu niña interior. Los destellos parten de prácticas sencillas a tu alcance, así que, como ves, tu adulta tiene más recursos y poder del que crees. Solo necesitas ir tomando conciencia de ella y poner en práctica su poder de una manera consciente cuando sientas malestar o cuando tu niña interior quiera tomar el control.

## Tu mundo emocional

Otro aspecto que debes trabajar para cultivar a tu adulta es la conexión que tienes con tu mundo emocional. Es decir, si estás conectada con tus emociones, si sabes escucharlas y si las atiendes de manera adecuada.

Existen una serie de emociones básicas y universales: la alegría, la sorpresa, la tristeza, el miedo, la ira y el asco. Aunque seguramente ya las conoces, vamos a repasar brevemente en qué consiste cada una de ellas y qué función cumple:

— **La alegría:** esta emoción surge como respuesta a experiencias consideradas beneficiosas o gratificantes. Funciona como un refuerzo positivo, fomentando la repetición de comportamientos que la producen y fortaleciendo las relaciones sociales mediante la conexión y el compartir.
— **La sorpresa:** aparece ante eventos inesperados o novedosos. Su función principal es alertar y orientar rápidamente nuestra atención hacia nuevas situaciones, permitiendo una rápida adaptación y respuesta.
— **La tristeza:** como ya vimos en la segunda parte cuando hablábamos del proceso de duelo, esta emoción a menudo se presenta en momentos de pérdida o fracaso. Funciona como un mecanismo para señalar a los demás nuestra necesidad de apoyo, promoviendo la empatía y el consuelo en las relaciones sociales.
— **El miedo:** esta es una respuesta a amenazas percibidas y desempeña un papel crucial en la supervivencia, ya que prepara al cuerpo para la acción, ya sea en forma de lucha o de huida, y ayuda a evitar peligros.
— **La ira:** surge en situaciones de frustración o injusticia. La principal función de esta emoción es movilizar recursos para enfrentar amenazas a nuestros intereses, pudiendo llevar a la resolución de conflictos cuando se maneja adecuadamente.

— **El asco:** esta emoción también actúa como un mecanismo de defensa en el ámbito social y personal. Al generarse en respuesta a ciertas situaciones o comportamientos de otros que percibimos como moral o éticamente reprobables, el asco nos impulsa a distanciarnos, protegiéndonos así de relaciones potencialmente perjudiciales o tóxicas. Esta barrera emocional contribuye a preservar nuestro bienestar psicológico y alineación con nuestros valores personales.

Las emociones son reacciones psicofisiológicas que nos transmiten información importante para que podamos adaptarnos y sobrevivir al ambiente, y, a pesar de que unas se perciben como más agradables que otras, todas son esenciales en nuestra vida y estar conectadas con ellas fortalece nuestra salud mental. Cuando más conectada estés con tus emociones, mayor será la capacidad para aprender a regularlas. Cuidado: el objetivo no es, ni mucho menos, que dejen de existir, sino más bien aprender a estar con ellas y que puedas sostenerte ante las sensaciones desagradables que algunas, como la tristeza o la ira, pueden llegar a producir en tu cuerpo.

En consulta nos encontramos de forma frecuente con pacientes a los que les cuesta identificar sus emociones o saber qué hay detrás de ellas. Y ese es justamente el primer paso para aprender a conectar con sus emociones correctamente: identificar qué estamos sintiendo, qué cuál o cuáles son las protagonistas en un momento determinado.

Si te cuesta conectar con sus emociones, puedes empezar haciéndote las siguientes preguntas:

¿Qué siente mi cuerpo? Por ejemplo, «un nudo en el estómago».

______________________________________________

¿Qué pensamientos tengo? Por ejemplo, «estoy sola, nadie me quiere».

______________________________________________

¿Cómo reacciono ante esta emoción de soledad o de no ser amada? Por ejemplo, «uso de una manera descontrolada aplicaciones para ligar».

______________________________________________

Este pequeño ejercicio te ayudará a ir conectando con tus emociones para así reconocer cuál fue el detonante que te hizo sentir de una manera determinada.

Te invito a que, durante los próximos días, observes qué detonantes a tu alrededor alteran tu sistema nervioso y generan en ti emociones desagradables. Estos detonantes, conocidos también como «detonantes emocionales» o «*triggers*», son estímulos o situaciones que producen en ti una respuesta emocional intensa que puede hacer que te sientas desbordada. Además, estos *triggers* son diferentes para cada persona y están relacionados con tu historia de vida. Por ejemplo, un detonante puede ser ese comentario de tu pareja al cancelarte los planes del domingo por la tarde a última hora, puede ser una fecha, una conversación o un lugar. Reconocer e identificar los detonantes no siempre va a ser fácil, ya que, en la mayoría de las ocasiones, pasan desapercibidos y tan solo notamos una punzada en el pecho o ese vacío en el estómago. Empezar a tomar conciencia de ellos te dará un gran poder, el de hacer algo diferente, el de poner en marcha herramientas de regulación emocional, las cuales veremos en el siguiente apartado.

Ahora que estás aprendiendo a conectar con tus emociones, te propongo que, durante una semana, prestes atención a las emociones más intensas que sientas y reflexiones sobre qué las origina, cómo las sientes y cómo reaccionas cuando aparecen. Para ello, puedes rellenar la siguiente tabla:

| Emoción | ¿Cuál fue el detonante? | ¿Cómo la siento en el cuerpo? | ¿Qué pensamientos origina? | ¿Cómo reacciono ante estos pensamientos? |
|---|---|---|---|---|
| | | | | |
| | | | | |
| | | | | |
| | | | | |

## TÉCNICAS DE REGULACIÓN EMOCIONAL

La regulación emocional te permite atender y gestionar las emociones que sientes de una manera más adecuada. Sin duda, contar con técnicas que te ayuden a gestionar tus emociones influirá de manera muy positiva en tu bienestar emocional. Por ello me gustaría presentártelas para que puedas echar mano de ellas siempre que lo necesites.

Pero antes de hablar sobre las técnicas de regulación emocional, debemos responder a la siguiente pregunta: ¿por qué nos desregulamos emocionalmente? De una manera muy general, podríamos decir que esto ocurre cuando salimos de nuestra zona de calma, lo que en psicología se conoce como «ventana de tolerancia». Se trata del margen de intensidad emocional en el que una persona puede sentir sus emociones desde la calma y la seguridad. Cuando te sales de ese margen o ventana, te sientes desbordada por tus emociones, pierdes la calma, comienzas a sentirte insegura y las emociones empiezan a dirigirte. Justo en ese momento empiezas también a sentir determinadas emociones de una manera muy intensa en tu cuerpo, sufriendo, además, una gran dificultad para regresar a tu estado de calma. Puedes ver la reacción que se desencadena en tu cuerpo cuando tus emociones se salen de la ventana de tolerancia en el gráfico de la siguiente página.

Ten en cuenta que el margen o ventana de tolerancia es distinto para cada persona, por lo que tu caso individual es único. En consulta me gusta mucho introducir este concepto en mis pacientes, pues les ayuda a conocerse mejor y a identificar cuándo están dentro de su ventana de tolerancia y qué es lo que los aleja de ella; puede ser una conversación, una respuesta de otra persona, un gesto, una mirada... Aprender qué te hace salirte de esta ventana en tu caso en particular te ayudará a conocerte, a identificar los detonantes que te roban la calma y así podrás hacer lo necesario para poder sostenerte y recuperar la calma cuando esto te ocurra.

Un recurso que me encanta trabajar con mis pacientes en consulta para ayudarles en la gestión de sus emociones es la creación de su propio botiquín emocional. Por supuesto, desde aquí te invito a que crees el tuyo: un lugar donde puedas tener recogidos todos esos recursos que te ayudan a regularte cuando un detonante aparece en tu día a día. El objetivo no es dejar de sentir, ni mucho menos, sino más bien aprender a acompañarte en la emoción y que tú misma puedas ayudarte a tomar perspectiva y transitar tus emociones desde la adulta que eres hoy, en lugar desde la niña que fuiste.

## VENTANA DE TOLERANCIA

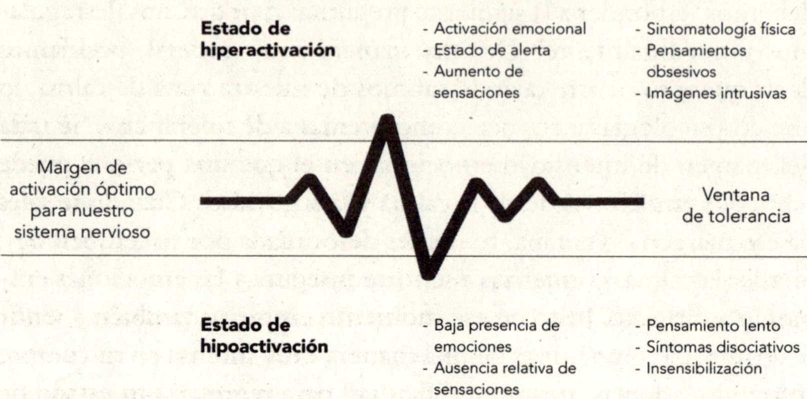


Contar con este tipo de recursos para ayudarte a regular tus emociones será muy positivo para ti. Debes tener en cuenta que cada persona es diferente y que no a todo el mundo le funcionan por igual las mismas herramientas de regulación emocional, así que te invito a que vayas probando diferentes técnicas (que te presentaré a continuación) para ver qué es lo que funciona para ti y así elaborar tu propio botiquín.

También debo advertirte que deberás ser un poco paciente con los resultados, pues estas técnicas no van a funcionar desde el primer día. Como en cualquier cosa en esta vida, necesitarás practicarlas a diario para empezar a sentirte mejor. En algunos casos, es posible que necesites acompañamiento profesional para ayudarte a integrar estos recursos en tu práctica diaria, así que no dudes en pedir ayuda si crees que lo necesitas.

Aplicar técnicas de regulación emocional te ayudará a gestionar mejor esas emociones intensas que te desbordan. El objetivo no es dejar de sentir, sino saber manejar tus emociones de una manera sana para que no sean ellas las que te dominen a ti.

Estos son algunos de los recursos que puedes aplicar para regular tus emociones:

— **Técnica de respiración 4-7-8:** es un ejercicio muy sencillo, pero muy potente. Proviene de las prácticas yóguicas y promueve la relajación. Consiste en inhalar por la nariz durante 4 segundos, contener la respiración durante 7 segundos y exhalar lentamente por la boca durante 8 segundos. Deberás repetir esta secuencia cuatro veces. La clave está en centrarte en cada una de las fases y mantener el ritmo. Mi recomendación es que empieces a incorporarla en tu día a día, sin esperar a sentirte desbordada para ponerla en práctica, así su poder será más potente. Esta técnica activa el sistema nervioso parasimpático, responsable de la relajación y la estabilización de nuestro sistema nervioso.

— **Calma a tu niña:** cuando sientas a tu niña con una ligera sensación de nudo en el estómago o en el pecho, te invito a buscar un lugar tranquilo, como tu sillón favorito o ese rincón de tu casa que te aporta tanta paz y tranquilidad. Siéntate o acuéstate en una postura cómoda, cierra los ojos y coloca tus manos suavemente sobre la zona que siente el nudo. A continuación, puedes realizar la respiración 4-7-8, y cuando te sientas conectada con tu respiración, atiende a esa parte de ti. Dile a tu niña, en voz alta, que no está sola y que la vas a acompañar en la emoción. El objetivo de este ejercicio no es cambiar o eliminar ese nudo en el cuerpo, sino que te sientas acompañada y sostenida por ti misma mientras transitas esa emoción desagradable. Haz que tu cuerpo de adulta sienta que tu niña no está sola.

— **Saltar o sacudir el cuerpo:** cuando te sientas más activada de lo normal, te invito a mover el cuerpo. Puedes hacerlo dando saltos o sacudiendo tu cuerpo. Comienza primero con movimientos rápidos para liberar la energía acumulada. A continuación, puedes empezar con un movimiento de balanceo, cada vez más lento.

— **Yoga o pilates:** si tiendes a sentir fuerte tensión muscular o sufres de dolores de espalda o cervicales, te recomiendo incorporar en tu práctica diaria el yoga o el pilates. Además del beneficio físico, obtendrás relajación mental y una mejor conexión cuerpo-mente.

— **Escritura terapéutica:** si sueles entrar en bucles de pensamiento que parecen no tener fin y te hacen daño, la escritura puede ser un buen aliado para ti. Es una forma de sacar lo que te tiene atrapada y no te deja descansar. A veces, escribirlo, darle forma con el lápiz o la pluma, puede ayudar a tu mente a liberarse y a parar de sobrepensar. Deja a un lado los juicios y escribe todo lo que se te pase por la cabeza, sin detenerte demasiado a revisar si está bien escrito o no. Simplemente, vuelca en ese trozo de papel qué te ocurre y cómo te sientes. Te aseguro que será un gran alivio.

Te propongo un ejercicio para visualizar tu parte adulta. Para realizarlo, colócate cómodamente en un lugar que te aporte calma. Adopta una postura cómoda y relajada y comienza a conectar con tu respiración, una respiración pausada y profunda. Siente cómo entra el aire lentamente por tu nariz y sale por tu boca, también pausadamente. A continuación, haz un breve escaneo de tu cuerpo, desde la cabeza hasta los pies, sintiendo el aire que entra por tu nariz y se mezcla con cada parte de ti. Tu cuerpo se irá relajando cada vez más, y, seguidamente, debes visualizar ese lugar, ya sea real o imaginario, que te aporte calma y serenidad. Observa detenidamente ese lugar, mira a tu alrededor y comienza a visualizarte en ese espacio. Siente su temperatura en tu piel, sus olores y las distintas texturas. No tengas prisa, dedica unos minutos a observar todos los detalles de este espacio. A continuación, visualiza a tu adulta en este lugar. Obsérvala, segura de sí misma, con una postura erguida y empoderada. Esa imagen transmitirá calma y mucha fuerza. Detecta en qué lugar de su cuerpo sientes esa fuerza y pon tus manos sobre esa zona. Siente la fuerza y la seguridad que te transmite el contacto. Luego, di en voz alta: «Siento a mi adulta, no estoy sola, ella me sostiene y siempre me acompaña». Deja que todo tu cuerpo sienta esa emoción durante unos minutos, controlando la respiración. Es importante que te quedes con esa sensación de fuerza que tu adulta te ha transmitido, que la sientas en tu cuerpo y que recurras a ella cuando creas que lo necesitas.

Todos llevamos dentro a esa parte adulta que nos sostiene y que puede darnos lo que necesitamos en cada momento. No para dejar de sentir dolor o malestar, sino más bien para no sentirnos tan solas ante los momentos en los que nos falte regulación emocional y para sostenernos y darnos seguridad ante el caos. Tal vez ya te sientas muy conectada con esa parte adulta que te da seguridad y puedas acudir a ella cuando lo necesites, o tal vez te cueste hacerlo y requieras de ayuda profesional para lograr reconocerla, identificarla y cultivarla. Sea cual sea tu caso, te invito a conectar con tu parte adulta y a comenzar a vivir tu vida acompañada de ella. Desde este lugar, sentirás que eres tú la que lleva las riendas de tu vida, en lugar de esa parte herida y desbordada por sus miedos e inseguridades.

> La parte adulta que hay en ti
> será la que te aportará la seguridad
> que necesitas para sanar a tu niña.

Teniendo en cuenta que, en la mayoría de los casos, son nuestras heridas del pasado las que eligen nuestras relaciones, se hace imprescindible abordar tanto nuestras heridas como nuestro cuerpo y su sistema nervioso. Solo así podremos romper con nuestro patrón de relaciones fallidas y comenzar a construir relaciones sanas.

Las técnicas de regulación emocional te ayudan a centrarte en tu cuerpo, a comenzar a sentir la seguridad que necesitas para salir de tu zona de confort y a hacer algo distinto a lo que venías haciendo hasta ahora y que tanto daño te producía. Es imposible cambiar tu manera de vincularte sin pasar antes por el cuerpo. La transformación duradera y profunda de tus patrones vinculares solo llegará si empiezas a trabajar con tu sistema nervioso. Supongo que te estarás preguntando cómo funciona nuestro sistema nervioso, así que veámoslo.

El sistema nervioso autónomo se divide en dos componentes principales: el sistema nervioso simpático y el parasimpático, ambos esenciales para regular funciones corporales involuntarias. Expliquemos cada sistema con detenimiento:

— **Sistema nervioso simpático**: este sistema prepara al cuerpo para situaciones de «lucha» o «huida». Se activa en respuesta a situaciones de estrés o amenaza, aumentando la frecuencia cardiaca, elevando la presión arterial y liberando energía almacenada para responder rápidamente a posibles peligros.

— **Sistema nervioso parasimpático:** en contraste, el sistema parasimpático se encarga de las funciones de «descanso» y «digestión». Se activa en estados de calma y relajación, ayudando a reducir la frecuencia cardiaca, disminuir la presión arterial y promover procesos digestivos y de recuperación energética.

Ambos sistemas trabajan de manera complementaria para mantener un equilibrio dinámico que permite al cuerpo responder adecuadamente a diferentes situaciones y mantener la homeostasis (gracias a la que el cuerpo puede autorregularse y mantener su equilibrio).

Cuando te quedas en una relación que duele por miedo, debes ser consciente de que ese miedo no está solo en tu mente, sino que también está arraigado de una manera profunda en tu sistema nervioso. Para combatir el miedo que sientes, debes aprender a llevar a tu cuerpo a un estado de seguridad y confianza en ti misma. De lo contrario, volverás a repetir los mismos patrones de vinculación dañinos.

Estos son solo algunos de los recursos que puedes empezar a aplicar para regular las emociones, pero hay muchos más. Te invito a probar hasta que encuentres los que a ti te funcionan y puedas, poco a poco, elaborar tu propio botiquín emocional. Igualmente, si sientes que te cuesta integrarlos en tu día a día, solicita ayuda profesional.

Después de conocer las principales técnicas de regulación emocional, te propongo que crees tu propio botiquín emocional para que acudas a él siempre que lo necesites.

En esta tabla puedes anotar los recursos que vas a probar, indicando cómo te hacen sentir y si funcionan para ti. Recuerda que, para que sean efectivos, debes ponerlos en práctica de forma constante.

| Técnica para mi botiquín | ¿Cómo me hace sentir? | ¿Funciona para mí? |
|---|---|---|
| | | |
| | | |
| | | |
| | | |

14

# APRENDE A ELEGIR PAREJA

Ahora que ya sabes cómo puedes conectar con tu parte adulta y has identificado desde qué lugar has estado construyendo tus relaciones hasta ahora, es el momento de hacer algo distinto: aprender a elegir pareja por el simple hecho de querer compartir tu vida con alguien, no desde las heridas ni las carencias.

Para ello, debes cambiar la forma en la que te hablas, pues eso que te dices cada día acaba convirtiéndose en realidad. Y si cada día te cuentas que no te mereces a un chico maravilloso que te haga sentir genial, es bastante probable que acabes en otra relación tóxica con alguien que no sabe cubrir tus necesidades porque, «esto es lo máximo a lo que puedes aspirar».

También debes empezar a ver las relaciones de forma distinta: no como montañas rusas emocionales que te hacen ir con el corazón a mil por hora, sino como espacios seguros, como un *spa* mental en el que te sientes en calma y a gusto.

## TUS PENSAMIENTOS CONSTRUYEN TU REALIDAD

Antes de ponernos en marcha, hay algo importante que debes recordar: tus pensamientos son más poderosos de lo que crees, así que úsalos a tu favor. Eso que te dices cada día tiene un fuerte impacto en lo que te acaba ocurriendo, así que proyectar tus pensamientos en positivo te ayudará a atraer lo que buscas y mereces también de una manera positiva y sana. En consulta, siempre les digo a mis pacientes que tengan mucho cuidado con lo que piensan porque se puede convertir en realidad. Y no es cosa de magia ni nada parecido, simplemente sucede así porque nuestros pensamientos moldean nuestras conductas y ellas, a su vez, nuestra realidad.

Por ejemplo, si te cuentas que «el mundo está fatal y todos los hombres son iguales», es mucho más probable que te quedes en relaciones que duelen porque pensarás que «total, no voy a encontrar nada mejor». Y al quedarte en ese tipo de vínculos, confirmas tu teoría. En cambio, si piensas que no es así y claro que hay hombres que valen la pena y que estarían dispuestos a tener una relación sana contigo, será más difícil que te quedes en lugares que duelen, porque seguirás buscando hasta que des con la persona adecuada. Tal vez no sea ni la primera ni la segunda que conozcas, pero si no tiras la toalla, si te mantienes firme en tus convicciones y no te dejas arrastrar por pensamientos pesimistas, la posibilidad de encontrar a esa pareja que te aporta y te complementa es alta.

Otro pensamiento que puede llevarte al autosabotaje en tus relaciones es pensar que no eres suficiente, pues esta creencia puede hacer que te conformes con menos de lo que sabes que mereces, cayendo en pensamientos del tipo «¿quién va a querer estar conmigo? Mejor me quedo aquí porque nadie más me va a querer». Y ahí te quedas, recibiendo migajas de amor y confirmando tu creencia de que no eres suficiente, y que por ello recibes tan poco.

Todo esto que acabo de contarte tiene que ver con el llamado efecto Pigmalión o profecía autocumplida. Este fenómeno consiste en la influencia que las expectativas de una persona pueden tener sobre el rendimiento de otra, de manera que las expectativas positivas o negativas terminan por materializarse en realidad. Por ejemplo, si un profesor espera que sus estudiantes sean excepcionales, es probable que actúe de manera que fomente un alto rendimiento, lo que a su vez puede motivar a los estudiantes a alcanzar o superar esas expectativas. Del mismo modo, las expectativas negativas pueden llevar a un desempeño inferior, ya que tanto las actitudes como las interacciones del profesor pueden inconscientemente reflejar estas bajas expectativas. Este fenómeno demuestra cómo nuestras creencias y expectativas pueden moldear nuestro comportamiento y el de otros, influenciando así los resultados de manera significativa.

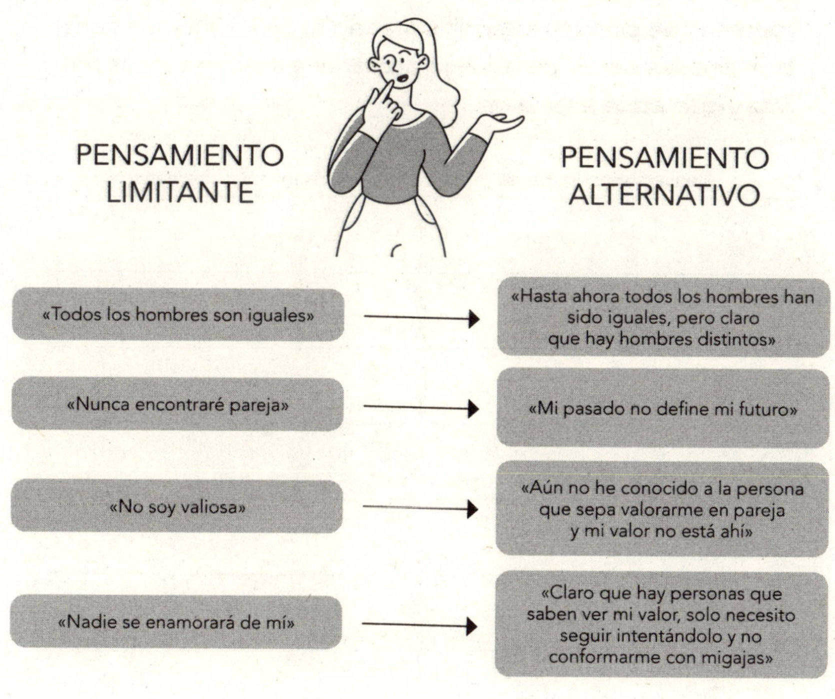

> Cuida mucho lo que te cuentas
> e intenta alinear tus pensamientos
> y creencias con eso que tú
> deseas alcanzar en el terreno del amor.
> De lo contrario,
> tus pensamientos terminarán
> construyendo tu realidad
> y tú lo llamarás «mala suerte».

Ahora, reflexiona sobre esos pensamientos que andan por tu mente y que pueden estar dificultando tu posibilidad de construir vínculos sanos, para luego buscar una alternativa más realista y que actúe a tu favor.

| Pensamiento limitante | Pensamientó alternativo |
|---|---|
| | |
| | |
| | |
| | |
| | |
| | |
| | |

## LA PERSONA CON APEGO SEGURO: AHÍ SÍ ES

Como ahora ya sabes, si eres una persona que lleva en su interior a su niña herida, es posible que las personas con apego seguro no te atraigan a la primera, pues tu sistema nervioso no está acostumbrado a ellas y para él es mejor lo malo conocido que lo bueno por conocer. Hasta que no sanes a tu niña interior, es muy posible que una y otra vez te veas envuelta en el mismo tipo de relaciones, esas que abren tus heridas y te hacen sentir pequeña e insuficiente.

Pero cuando empiezas a ser consciente de tus heridas y de los patrones de relación que arrastras, tienes la oportunidad de empezar a hacer algo distinto. Puedes dotar a tu niña de recursos que la ayuden a regular su sistema nervioso y dejar que sea tu adulta, por fin, quien elija con qué personas deseas construir vínculos seguros.

No obstante, cambiar este tipo de patrones no es nada fácil, pues requiere de una gran energía y recursos de gestión emocional que un sistema nervioso dominado por heridas del pasado no tiene. Vas a necesitar ponerle mucha conciencia y tal vez incluso ayuda externa para poder hacer consciente lo inconsciente. También para dotar a tu sistema nervioso de recursos que le ayuden a sentirse lo suficientemente seguro como para poder hacer algo distinto y sacarlo de su zona de confort, esa que tanto daño le está causando en la actualidad.

Construir vínculos seguros implica también abrirse a conocer de manera profunda a la otra persona antes de elegir, en lugar de dejarte llevar por la química del enamoramiento y tus heridas sin sanar. Se trata de construir desde un lugar totalmente distinto al que tal vez estabas acostumbrada. El primer paso, tras haber hecho tu trabajo interior y haber sanado a tu niña herida, será comenzar a reconocer a esas personas que tienen un apego seguro y, por lo tanto, pueden brindarte la seguridad que necesitas sentir en el vínculo.

Para cambiar tus patrones relacionales vas a tener que poner mucha conciencia. Aunque no será un camino fácil ni rápido, te aseguro que es la única manera de empezar a construir relaciones sanas.

Elegir a una persona con un estilo de apego seguro te dará seguridad desde el principio de la relación y todo será fácil desde el minuto uno. Cuidado, esto no quiere decir que vaya a ser un príncipe azul, porque tú y yo ya sabemos que no existen. Pero sí será una persona que, cuando se equivoque o haya un problema, estará abierta a hablarlo, negociando para llegar a un punto medio cuando sea necesario.

Sabrás también que será la persona indicada porque tendrá responsabilidad afectiva, será capaz de abrir su mundo emocional y conectar con sus emociones. También será sensible a lo que tú necesites, sabrá poner límites y respetará los tuyos. Estando junto a ella, podrás ser tú de manera auténtica, sin sentirte juzgada. Podrás mostrar tu vulnerabilidad, porque sabrás que no te van a herir con ella.

Con esto no quiero decir que cualquier persona con apego seguro sea adecuada para ti. Además de todos los requisitos descritos, que sé que no son pocos, necesitarás también tres ingredientes imprescindibles para construir una relación sana: el compromiso, la pasión y la amistad.

— **Compromiso:** hablamos de compromiso cuando ambas personas desean construir el mismo tipo de relación, sea como sea esta. Por ejemplo, si los dos queremos casarnos y tener hijos. O, por el contrario, si los dos tenemos claro que no deseamos hijos, pero sí vivir juntos. No importa cuál sea el tipo de vínculo que queramos construir, pues cada pareja puede desear un tipo de relación distinto, lo que sí es importante es que estemos en el mismo punto. Cuando existe este compromiso, la relación aporta estabilidad a ambas partes y las expectativas en cuanto a la relación son muy similares.

— **Amistad:** por amistad entendemos respeto, el hecho de compartir intereses comunes, invertir en tiempo de calidad juntos y tener unos códigos que no deben traspasarse. Nuestros amigos son esas personas con las que sentimos que hablamos el mismo idioma, con las que podemos pasarnos horas y horas y siempre tenemos algo que compartir. Con tu pareja deberías sentirte de una manera similar.

— **Pasión:** hace referencia a la necesidad de aproximarnos a esa persona. De tocarla, acariciarla y al deseo de intimar con ella. Debes sentirte atraída hacia la otra persona, tener ganas de compartir tiempos de intimidad junto a ella. Eso sí, debes tener en cuenta que, si estás acostumbrada a vivir relaciones intermitentes y adictivas, es posible que tu concepto de pasión esté algo distorsionado y que, cuando conozcas a alguien emocionalmente disponible y con apego seguro, sientas que te falta «algo», que no hay tanta chispa como en otras relaciones. No solo es algo del todo normal, sino que es, de hecho, deseable: una persona con apego seguro no te hará vivir en una montaña rusa de emociones, sino que te ayudará a regular tu sistema nervioso, dándote calma y paz. En una relación sana todo se vive de manera menos intensa, pero más segura.

El compromiso, la amistad y la pasión son elementos imprescindibles si quieres construir una relación sana. De lo contrario, antes o después vas a sufrir. Estos tres pilares deben existir en la relación en mayor o menor medida para que esta se sostenga, ya que, si alguno de ellos falla, se producirá un gran desequilibrio y, a la larga, puede que la relación fracase:

— Si estás en una relación en la que hay pasión y amistad, pero no hay compromiso, pronto comenzarás a sentir que es una relación poco segura en la que la incertidumbre es la protagonista y no sabes muy bien hacia dónde te dirige ese vínculo.

— Si hay compromiso y pasión, pero no hay amistad, puedes sentir que no son un equipo, que no tienen mucho que compartir y que les falta esa conexión emocional tan necesaria en una relación.
— Si hay compromiso y amistad, pero no hay pasión, con el tiempo sentirás que lo suyo se parece más a una relación de amistad que de pareja.

Construir una relación segura puede ser todo un reto si tiendes a repetir patrones de relaciones con personas emocionalmente no disponibles. No es que te guste sufrir o que te gusten los «chicos malos», es que tu sistema nervioso elige ese vínculo porque le resulta familiar, porque es donde siente que va a recuperar su valor y así sanar sus heridas, aunque el resultado más bien acaba siendo todo lo contrario. En cambio, cuando te vinculas con personas con apego seguro, todo es tan fácil desde el principio que puede no resultarte demasiado atractivo al no notar ese subidón de hormonas fruto de la intermitencia.

AHÍ SÍ ES

Siento seguridad en el vínculo
Respeta mis límites
Puedo ser yo
Hay comunicación
Abraza mi vulnerabilidad
Comunicación asertiva
Escucha mis necesidades
Hay conexión emocional
Somos equipo

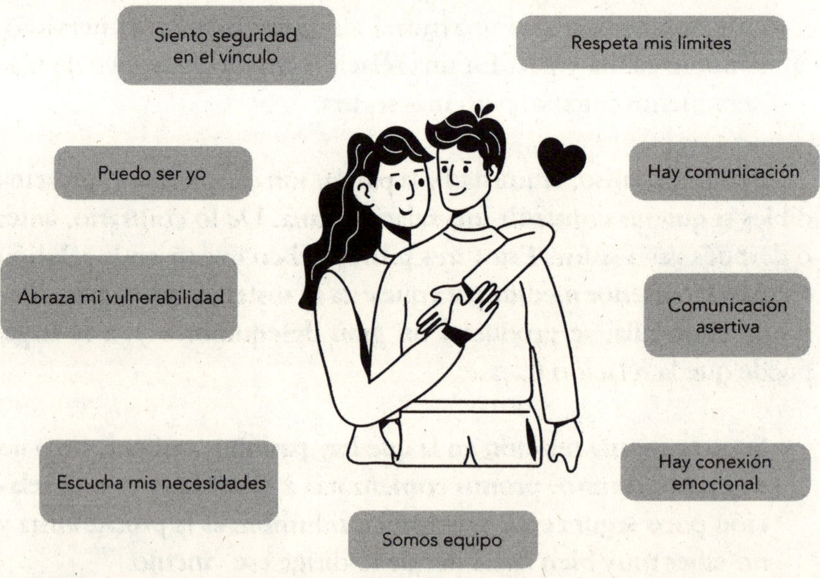

Y es que aprender a construir relaciones sanas va también de cambiar tu manera de ver las relaciones y de dejar de concebirlas como un reto en el que tienes que recuperar tu valor y empezar a verlas como un lugar seguro en el que puedes ser tú. La clave está en no quedarte atrapada en relaciones que desregulen tu sistema nervioso y dejar de confundir un sistema nervioso desregulado con amor. En definitiva, debes empezar a valorar la estabilidad y la seguridad de los vínculos sanos, por encima de las mariposas en el estómago.

> Construir relaciones sanas
> es comenzar a valorar la estabilidad
> y la seguridad de los vínculos sanos
> por encima de las mariposas
> en el estómago.

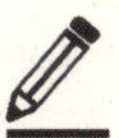

Ahora, quiero que reflexiones sobre qué banderas verdes te pueden indicar que es la persona adecuada para ti y te da seguridad:

________________________________________

________________________________________

________________________________________

________________________________________

________________________________________

________________________________________

Gracias a esta lista podrás saber si la persona a la que estás conociendo cumple con aquello que tú necesitas y mereces. En definitiva, sabrás si es una persona con apego seguro y puede vincularse de manera sana contigo.

15

# BÁSICOS DE UNA RELACIÓN SANA

Una relación sana no surge de forma espontánea ni es obra de un milagro, es algo que se construye cada día. Es difícil que las cosas sean fáciles, pero vale la pena trabajar por ellas cuando estás con la persona adecuada.

Para empezar a construir vínculos sanos, debes ser consciente de cuáles son tus necesidades y expectativas, siendo siempre realista, claro está. También habrás de aprender a definir cuáles son tus límites, esas líneas rojas que no pueden ser cruzadas si quieres sentirte segura dentro del vínculo. Y, por supuesto, será necesario que aprendas a comunicarte de forma efectiva con tu pareja para que todo pueda funcionar como esperas. Una relación es cosa de dos, pero nadie es adivino ni puede darte eso que necesitas si no lo expresas ni lo pides.

## APRENDE A IDENTIFICAR TUS NECESIDADES

Encontrar a una persona con apego seguro es un requisito básico para tener una relación sana, pero no es el único. Aunque suene obvio, algo que debes tener en cuenta para construir la relación sana que deseas es saber lo que quieres. Poder elegir bien implica pararte a reflexionar sobre qué tipo de pareja necesitas. Porque no, las relaciones no consisten en quedarte con la primera persona que se fija en ti o con la que sientes que hay química, para luego tratar de cambiarla y ajustarla a tus necesidades.

> No bajes tus estándares por miedo a no encontrar a la persona indicada, eso solo te llevará a quedarte en lugares que duelen.

Construir relaciones sanas no consiste en esforzarse y desvivirse por la otra persona hasta que se enamore de ti. Se trata de tomarse el tiempo y la energía necesarios para conocer de verdad a la otra persona, para saber si le hace bien a tu vida y si puede darte lo que necesitas como pareja. Porque sí, lo que necesitas es importante. Porque si te olvidas de ti, da igual lo mucho te guste la otra persona: si no te sientes segura en el vínculo, antes o después, sufrirás.

A continuación, vamos a hablar de las necesidades emocionales que toda persona debe tener cubiertas para sentirse segura en una relación:

— **La necesidad de sentirte vista:** que tu pareja te haga sentir que le importas y que te tiene en cuenta es básico para que te sientas segura en el vínculo. Para ello, es importante que analices qué necesitas tú para sentirte vista en tu relación y qué acciones por parte de tu pareja te hacen sentir tenida en cuenta. Recuerda anotarlas en tu lista de necesidades (que te propondré a continuación).

— **La necesidad de sentirte querida:** sentirte querida implica sentirte aceptada y valorada. Estar en una relación en la que no te sientes querida por la otra persona va a destruir poco a poco tu autoestima. Reflexionar sobre qué necesitas en la relación para sentirte querida es fundamental si deseas construir relaciones sanas.

— **La necesidad de sentir conexión emocional:** en una relación es esencial que sientas que puedes ser tú de manera auténtica, que te entiendan y que no traten de juzgarte. Es poder abrir tu corazón y expresar lo que sientes de manera segura. Cuando percibes esa conexión emocional sientes que formas un equipo con la otra persona. Te invito a que analices qué situaciones deben darse con tu pareja para que puedas sentir esa conexión emocional tan necesaria para construir una relación sana. Anótalo también en tu lista de necesidades.

— **La confianza en la relación:** una relación sin confianza no es una relación. Es fundamental sentir que puedes confiar en tu pareja y que no te va a traicionar porque tu dolor es su dolor. Para construir relaciones sanas es importante que reflexiones sobre qué necesitas ver y sentir en tu pareja para poder confiar en ella. Puedes añadirlo a tu lista de necesidades.

LISTADO DE NECESIDADES EMOCIONALES EN PAREJA

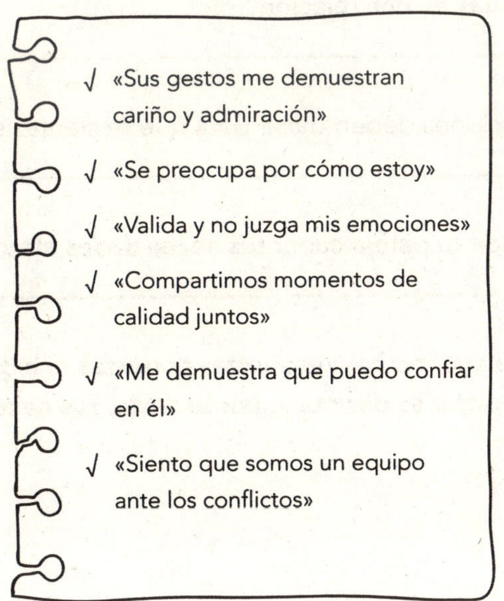

> Tus necesidades emocionales
> son esos imprescindibles
> que no pueden faltar en tu relación o, de lo contrario,
> antes o después, terminarás sufriendo.

Te invito a que reflexiones sobre las necesidades de las que ya hablamos en este apartado y que hagas tu propia lista. Puedes tener en cuenta la que te he dejado aquí, pero recuerda que, para que funcione en tu caso particular, debes elaborarla tú misma.

Tómate tu tiempo y responde con honestidad a las siguientes preguntas:

¿Qué necesitas en una relación?

___________________________________________

¿Qué condiciones deben darse para que te sientas segura?

___________________________________________

¿Cómo puede tu pareja cubrir tus necesidades afectivas?

___________________________________________

Recuerda que aquí no hay respuestas correctas ni incorrectas, pues cada persona es distinta y, por lo tanto, sus necesidades también.

## LOS LÍMITES EN EL AMOR

Si quieres empezar a construir relaciones sanas, además de identificar cuáles son tus necesidades, será clave que analices y concretes también cuáles son tus límites en el amor. Porque todas tus relaciones, ya sean de amistad, familiares o profesionales, necesitan unos límites para que podamos sentirnos seguros en el vínculo. Establecer límites en una relación es decir lo que esperas y lo que no de ella, es apostar por una relación basada en el respeto mutuo. Sin límites, una relación está predestinada a hacerte daño en algún momento. Los límites en una relación son necesarios por los siguientes motivos:

- **Preservación del espacio personal:** establecer límites ayuda a mantener un espacio propio saludable, permitiendo que cada persona se sienta respetada y valorada sin verse abrumada o controlada por el otro.
- **Fomento del respeto mutuo:** los límites claros comunican expectativas y aceptaciones dentro de la relación, lo que fomenta el respeto mutuo. Ayudan a evitar malentendidos y conflictos al definir lo que es aceptable y lo que no lo es.
- **Promoción de la independencia:** los límites saludables animan a las personas a mantener su individualidad dentro de la relación, lo que contribuye a una dinámica más equilibrada y menos dependiente.
- **Mejora de la comunicación:** al establecer límites claros, las conversaciones pueden ser más directas y honestas, lo que mejora la comunicación y fortalece la conexión entre las personas.
- **Prevención del resentimiento:** cuando se respetan los límites, se reducen las probabilidades de que se acumule resentimiento, ya que cada persona siente que sus necesidades y deseos son considerados y valorados.

Estos puntos subrayan cómo los límites no solo protegen el bienestar individual, sino que también son esenciales para la salud y la sostenibilidad de cualquier relación.

LÍMITES
«Que no sea sincero»
«Que sea emocionalmente no disponible»
«Que no escuche mis necesidades»
«Que su apego sea evitativo»
«Que huya de las conversaciones difíciles»
«Que no me dé seguridad»
«Que no sea respetuoso»
«Que no respete mis límites»

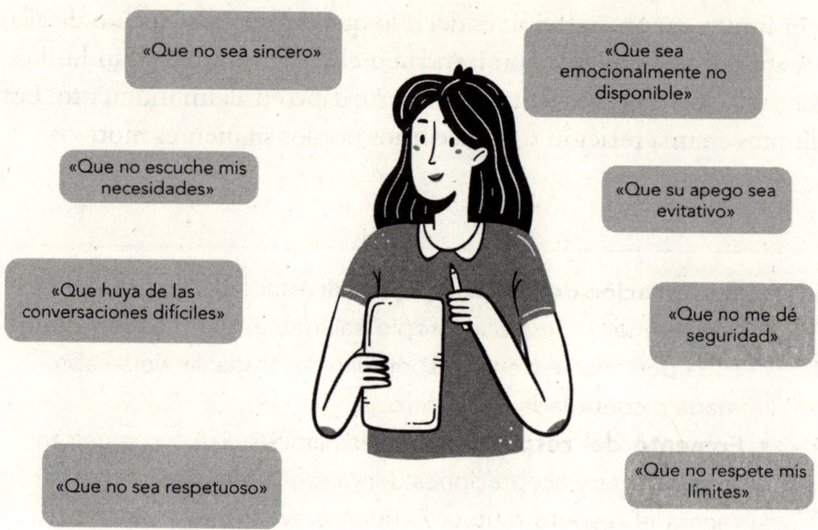

**¿Cuáles son tus límites en el amor?**

## ¿Por qué nos cuesta tanto establecer límites en una relación?

Como ves, establecer límites, por muy incómoda que te haga sentir, es lo mejor que puedes hacer si quieres velar por tu bienestar en una relación. No obstante, no siempre resulta fácil hacerlo, ¿por qué? Estos son los dos motivos más frecuentes:

— **Desconocimiento propio:** en consulta, una de las razones más frecuentes que impiden a mis pacientes poner límites en sus relaciones es que ni si siquiera ellos mismos saben cuáles son. O quizás sí, pero solo de una manera muy vaga, pues nunca se han parado realmente a reflexionar sobre ellos. Tal vez también sea tu caso, así que ya ves que no estás sola. Y es que, si no nos han enseñado nunca a construir relaciones sanas, es posible que tampoco nos hayan explicado lo necesarios que son los límites o cómo podemos establecerlos para sentirnos seguros dentro del vínculo. Si te sientes identificada con esta situación, tendrás que hacer un pequeño trabajo de honestidad contigo misma y ponerte en marcha, pues si no eres tú la que pone los límites en tu relación, nadie vendrá a hacerlo por ti. Más adelante te explicaré cómo puedes conseguirlo.

— **Miedo al conflicto o a que la otra persona huya:** el segundo motivo por el cual nos cuesta establecer límites en nuestras relaciones es por miedo al conflicto o a que la otra persona salga corriendo. Últimamente, veo cómo se ha extendido la creencia de que comunicar nuestros límites en la relación cuando llevamos poco tiempo conociendo a alguien puede darle a entender a la otra persona que ya estamos hablando de tener una relación con un gran compromiso, como si estuviéramos pensando ya en casarnos o en tener hijos con ella. Esto puede generar conflicto en la relación, o, en el peor de los casos, que la otra persona desaparezca al creer que queremos ir demasiado deprisa o que estamos desesperadas por emparejarnos con cualquiera. Pero si no expresas esos límites desde un inicio, estarás avanzando en una relación en la que la otra persona no conocerá tus expectativas ni necesidades, y no sabrá en qué situaciones puede estar haciéndote daño con su comportamiento. No podrás sentirte segura dentro de un vínculo si la otra persona no conoce tus límites, pues no va a poder respetarlos. Lógico, ¿no? Y si el otro huye cuando tratas de poner límites y de establecer una relación con responsabilidad afectiva, esta es una clara señal de que debes salir corriendo, así que lo único que vas a perder por ponerlos es a una persona que, de todas maneras, no te convenía. Te invito a dejar atrás tus miedos y a que veas el hecho de establecer límites como una oportunidad de saber si esa es la persona indicada para ti o no.

> Si por miedo a generar un conflicto
> te quedas callada en una relación
> para que la otra persona no se asuste,
> ¿realmente es la persona indicada?

## ¿Cómo puedes empezar a poner límites en una relación?

Los límites nos ayudan a construir una barrera de seguridad, tanto física como emocional, ante situaciones que pueden hacernos daño en una relación. Ahora que ya viste algunos ejemplos de ellos y la importancia de establecerlos, ¿cómo puedes definir los tuyos?

Cada persona y cada relación es diferente, y aunque hay algunos límites que deberán ser básicos (que haya respeto y que no haya maltrato), otros puedes concretarlos según tu manera de vivir y de entender la relaciones.

Los límites, de hecho, están muy relacionados con tus valores, con esas cosas que son importantes para ti y que te ayudan a darle una dirección a tu vida. Pararte a reflexionar sobre tus valores puede ayudarte a definir tus límites, pues toda conducta que los traspase será un límite para ti.

Y ahora viene la pregunta clave: ¿sabes cuáles son tus valores? ¿Los tienes lo suficientemente claros? Si no, a continuación, te dejo un listado de valores, para que puedas escoger entre ellos los que sean más importantes para ti. No te preocupes si hasta ahora no te habías parado a pensar mucho en este tema, pues estoy segura de que, de forma intuitiva, sabrás reconocer cuáles son los tuyos, aquellos que aplicas en tu día a día.

VALORES

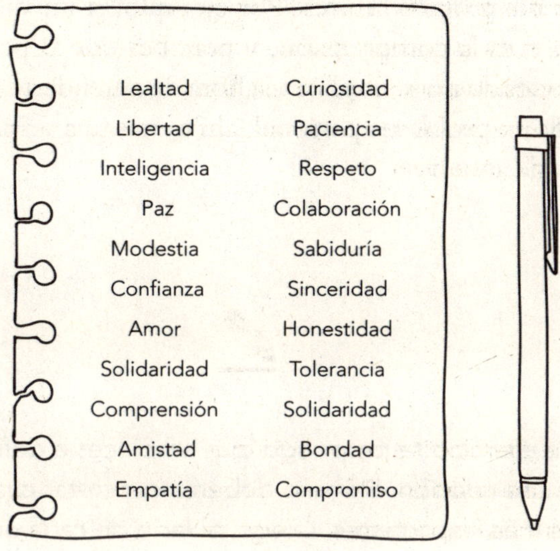


**¿Cuáles son tus valores principales?**

Tras ver esta lista de valores que te propongo, es hora de que hagas la tuya propia contestándote a ti misma a la pregunta: ¿cuáles son mis principales valores?

Mis valores principales son:

________________________________________________

________________________________________________

________________________________________________

________________________________________________

________________________________________________

________________________________________________

________________________________________________

Una vez que tengas tus valores claros, es mucho más sencillo establecer tus propios límites. Por ejemplo, si un valor imprescindible para ti es la comprensión, y percibes que la persona a la que estás conociendo no se implica a la hora de entenderte cuando le estás explicando un problema personal, ahí tienes una señal de alarma a la que prestarle atención.

En este ejercicio te propongo que empieces a definir tus límites en una relación. Primero deberás concretar cuáles son tus valores más importantes. Luego, al lado de cada uno de ellos, puedes describir conductas o situaciones que supondrían para ti traspasar tus valores, y, por tanto, tus límites.

Valor 1:

______________________________________________

Conducta que supondría traspasarlo:

______________________________________________

Valor 2:

______________________________________________

Conducta que supondría traspasarlo:

______________________________________________

Valor 3:

______________________________________________

Conducta que supondría traspasarlo:

______________________________________________

## LA IMPORTANCIA DE LA COMUNICACIÓN EN UNA RELACIÓN

Ahora que ya tienes claro que para construir una relación sana debes conocer tus necesidades, tus límites y tus valores, es momento de pasar a la acción y comunicárselo a tu pareja de la forma apropiada. De lo contrario, de poco te va a servir el trabajo interior y de autoconocimiento que hagas.

La comunicación les ayudará a ti y a tu pareja a identificar sus necesidades, expectativas y los límites que no deben ser traspasados, para así empatizar con las emociones del otro y, en general, entenderse. La comunicación les ayudará a seguir creciendo como pareja y a construir un vínculo en el que ambas partes se sientan seguras y los hará sentir un equipo ante los conflictos que puedan surgir, ayudándolos también a resolverlos de manera efectiva. Gracias a todo esto, su vínculo tendrá unos cimientos sólidos y se mantendrá fuerte.

> La comunicación es esencial para construir un vínculo sano con tu pareja. Con ella crearán unos cimientos sólidos y podrán crecer sintiéndose seguros dentro de la relación.

«Si lo tengo que pedir, ya no lo quiero». ¿Te suena esta frase? Tal vez incluso alguna vez la hayas dicho o pensado. Pues déjame decirte que no comunicar a la otra persona lo que quieres o necesitas es justamente uno de los errores más frecuentes a la hora de construir un vínculo. Esperar a que tu pareja adivine lo que necesitas en cada momento y actuar de acuerdo con ello es un camino seguro a la frustración y al conflicto. Lo siento, pero en esta vida nadie es adivino. Ni tú ni tu pareja, así que, si necesitas algo por su parte que no te esté dando, tienes que pedírselo. Lo que no puede ser, y aquí sí que me gusta matizar, es que tengas que pedir con frecuencia un mínimo de cariño y atención por su parte. O que tengas que estar recordándole todos los días lo que te hace daño. En esos casos, estaremos de acuerdo en que ahí no es, pues es básico que tu pareja haga que te sientas querida y que te evite cualquier malestar si está en su mano hacerlo.

Algunas recomendaciones que me gusta trabajar en terapia de pareja para conseguir una comunicación eficaz son:

— **Somos un equipo, no enemigos:** el primer requisito que debes tener en cuenta si deseas mantener una comunicación exitosa en pareja es que sean un equipo con un mismo objetivo: llegar a un acuerdo. Esto los llevará a mostrar una actitud de escucha hacia la otra persona. En cambio, si ven la comunicación como una discusión en la que uno gana y el otro pierde, siento decirte que la relación ya se ha perdido, y, con ello, ustedes también.

— **No atacar:** si utilizas un lenguaje que haga que la otra persona se sienta atacada directamente, su reacción va a ser defenderse. ¿Acaso cuando a ti te atacan no haces eso mismo? Es importante que se comuniquen con asertividad, pero sin atacar a la otra persona. Una manera efectiva de hacerlo es comunicarse desde el «yo» (por ejemplo: «yo me sentí invisible para ti»), en lugar de desde el «tú» (por ejemplo: «tú me ignoraste»). Hablar desde el tú no es la forma correcta de comunicarte con tu pareja: por un lado, porque se sentirá atacada; y por otro, porque no puedes saber con certeza qué es lo que la hizo actuar de cierta manera. Antes de atacar, párate a pensar un momento y no des nada por hecho. A veces, las cosas no son lo que parecen.

— **No suponer:** la suposición va muy ligada al apartado anterior. Si tienes dudas respecto a algo que dijo o hizo tu pareja, pregunta antes de hacer tus suposiciones y de actuar basándote en tus elucubraciones. Suponer suele ser uno de los principales motivos de discusión, así que procura no hacerlo.

— **Responsabilizarnos de nuestras necesidades:** como comentamos anteriormente, nadie es adivino, así que cada uno debe hacerse responsable de identificar qué necesita y de transmitírselo a la otra persona, en lugar de esperar a que nos lea la mente. Si para sentirte segura necesitas que tu pareja tenga gestos cariñosos contigo, será necesario que se lo comuniques, pues esperar a que salga solo por su iniciativa puede ser un error que los lleve a malos entendidos y a perjudicar el vínculo. Apostar por hacer peticiones claras y directas de lo que necesitas a tu pareja siempre será una buena opción.

— **No comunicarse desde la emoción:** no es buena idea empezar una comunicación cuando estamos enojados, tristes o desbordados por cualquier otra emoción. Desde ese lugar puedes acabar diciendo cosas (como insultar o amenazar con dejar la relación) de las cuales luego te arrepientas y que harán que resulte difícil reparar el daño causado. En su lugar, lo más recomendable es esperar a que la emoción baje su intensidad, reflexionar a solas primero sobre qué y por qué ha pasado y después comunicárselo a nuestra pareja desde un lugar más calmado.

— **Evitar conversaciones por mensaje:** las conversaciones importantes siempre será mejor tenerlas en persona, por muy incómodas que les resulten. Los mensajes, por muy prácticos que puedan resultar, pueden llevar a confusiones, pues se pierde un montón de información no verbal muy importante a la hora de comunicarnos, como la entonación o la postura corporal.

Veamos ahora un ejemplo de una situación típica y cómo podemos afrontarla desde una comunicación efectiva.

Imagina que, esta mañana, tu pareja se fue al trabajo sin darte los buenos días, ni un mísero beso, nada. Son las tres de la tarde y aún no tienes noticias de él.

¿Cómo reaccionas? Es posible que esta situación te haga enojar y, desde ese lugar, sintiendo la emoción de forma muy intensa dentro de ti, le escribas un mensaje diciendo «una vez más, me ignoras, eres un egoísta, no sé qué hago contigo si no te importo».

¿Cómo es posible que reaccione tu pareja? Ante un mensaje de este tipo, es muy probable que tu pareja se defienda, pues lo hiciste sentir atacado. Y quizás tengas razón, a lo mejor es un egoísta que nunca te tiene en cuenta y debes salir ya de ahí, pero ver la situación solo desde tu punto de vista sin preguntarle qué le ha llevado a actuar así no es lo más adecuado para la relación.

Imagina que ante tu mensaje atacándolo, él responde: «Egoísta tú. Hoy tenía una reunión muy importante y el despertador no sonó, no te quise despertar porque sé que últimamente no duermes bien y pensé que te molestaría. Gracias por preguntar, pero la reunión no está yendo muy bien, aún estamos reunidos».

¿Cómo podrías haber reaccionado mejor ante esta situación? Ahora imagina que, en lugar de enviarle ese mensaje atacándolo, le escribes diciéndole: «Hola, se me hizo raro que esta mañana te fueras sin darme los buenos días y me hizo sentir un poco invisible, además estoy preocupada porque es mediodía y no sé nada de ti. Espero que el día esté yendo bien. Cuando puedas, llámame. Te quiero». También estaría genial, una vez que hablen de la situación cara a cara, pedirle de forma explícita y clara a tu pareja lo que quieres que haga la próxima vez que suceda lo mismo, para que pueda tenerlo en cuenta y hacerte sentir mejor. Por ejemplo, puedes decirle: «Prefiero que me despiertes, aunque esté dormida, y que desayunemos juntos. Eso me hace sentir más vista y segura en el vínculo».

Ahora te toca a ti terminar esta conversación imaginaria.

¿Cómo crees que respondería tu pareja al segundo mensaje, en el que le explicas de forma clara cómo te sientes, pero sin atacarla?

______________________________________________

¿A qué conclusión llegas?

________________________________________

## CLAVES PARA CONSTRUIR RELACIONES SANAS

Espero que, a lo largo de este libro, hayas aprendido a conocerte mejor, a identificar esas áreas de ti que necesitas trabajar y a saber en qué debes fijarte para empezar a construir relaciones sanas. En este apartado quiero recapitular los puntos más importantes que debes tener en cuenta para conseguirlo:

— **Construye relaciones desde tu adulta:** deja de construir relaciones desde tus heridas y empieza a hacerlo de una manera consciente, desde la adulta que eres hoy y que sabe lo que vale y merece.
— **No seas estratega:** algo que veo mucho en consulta cuando se trata de construir relaciones es la idea de contar con una estrategia para actuar de forma calculada con la otra persona, especialmente en los inicios de la relación. Actitudes del tipo «no voy a contestar en varias horas para que no me vea tan ansiosa» no ayudan para nada a construir una relación sana, más bien todo lo contrario. Si quieres escribirle, hazlo, sáltate todas esas supuestas reglas y siéntete libre de ser como eres. Si es la persona indicada, se quedará contigo, y, si no lo hace, es que nunca lo fue.
— **Sé auténtica:** esta recomendación va muy en línea con la anterior. Sé que esto no siempre es fácil, pues el miedo a no gustar a la otra persona y a que salga corriendo te puede impedir mostrarte tal y como eres. Pero, créeme, si no le gusta tu forma de ser cuando eres auténtica, cuanto antes lo sepas, mejor. Necesitas a alguien con quien poder ser tú misma, sin tener que fingir que eres otra persona o una versión de ti misma censurada para gustarle al otro. Sé que no es fácil conseguirlo, pues para ello

tendrás que trabajar con tu niña interior para que no se deje llevar por el miedo o piense que hay algo malo en ella y por eso no se permita ser ella misma.

— **Muéstrate vulnerable:** lo sé, esto da mucho miedo. Y, posiblemente, ese miedo tenga su origen en que otras personas ya te hicieron daño cuando tú te abriste a ellas y te mostraste vulnerable. Pero no hay otra si de verdad quieres construir una relación sana. Si te cuesta abrirte a la otra persona, trabaja con tu niña interior, con tus heridas del pasado y no tengas miedo a mostrarte vulnerable, o hazlo con miedo, sabiendo que tu adulta te acompaña de la mano. Y, si te vuelven a hacer daño, sabrás que ahí no es. Pero tú te mereces alguien con quien poder mostrar tu dolor y sentir que te sostiene, en lugar de utilizar tus debilidades para hacerte daño. Si construyes una relación sin atreverte a mostrar tu lado vulnerable por lo que pueda pasar, en lugar de vivir, estarás, simplemente sobreviviendo. Y tú te mereces vivir.

— **Ten en cuenta tus necesidades:** empieza a construir relaciones teniendo muy presente lo que necesitas. No te olvides en ningún momento de ti, pues ya sabes lo que pasa: ahí no eres feliz.

— **Marca tus límites:** ahora eres una persona que sabe lo que quiere y lo que no en una relación, y no todo se vale con tal de que esa persona no se vaya. Establece unos límites y asegúrate de que se cumplan. De lo contrario, no lo dudes ni un segundo: es hora de decir adiós.

— **Aprende recursos de regulación emocional y trabaja con tu sistema nervioso:** la transformación profunda de tus patrones vinculares implica trabajar con tu sistema nervioso. Esto se debe a que el miedo que activa tus relaciones y te deja inmóvil en vínculos que duelen está profundamente arraigado en tu cuerpo. Necesitas aprender a sentirte segura en tu propio cuerpo.

— **Ten presente la comunicación:** guardar los trapos sucios debajo de la alfombra solo va a empeorar la relación. Comunica tus necesidades y límites para avanzar en la relación. Recuerda hacerlo con asertividad, pero también con cariño y sin atacar a la otra persona. Nunca se sabe lo que no estás viendo, así que es mejor no suponer.

— **Trabaja la relación:** una relación sana se construye día a día, así que deja de creer que va a venir sola. Debes cuidarla a diario, como quien cuida de una planta.

— **Confía:** en las primeras fases de la relación, si tu pareja no te demuestra lo contrario (en cuyo caso lo que tendrías que hacer es salir corriendo), suelta el control y aprende a confiar en la otra persona. Confía en que está contigo porque así lo desea y que eres merecedora de su amor. Sé que no siempre será fácil y que, para ellos, en algunos casos, necesitarás sanar heridas del pasado. Pero si deseas construir relaciones sanas, será un paso necesario; si no, corres el riesgo de que sean tus heridas sin sanar las que dominen tus relaciones.

CLAVES PARA CONSTRUIR RELACIONES SANAS

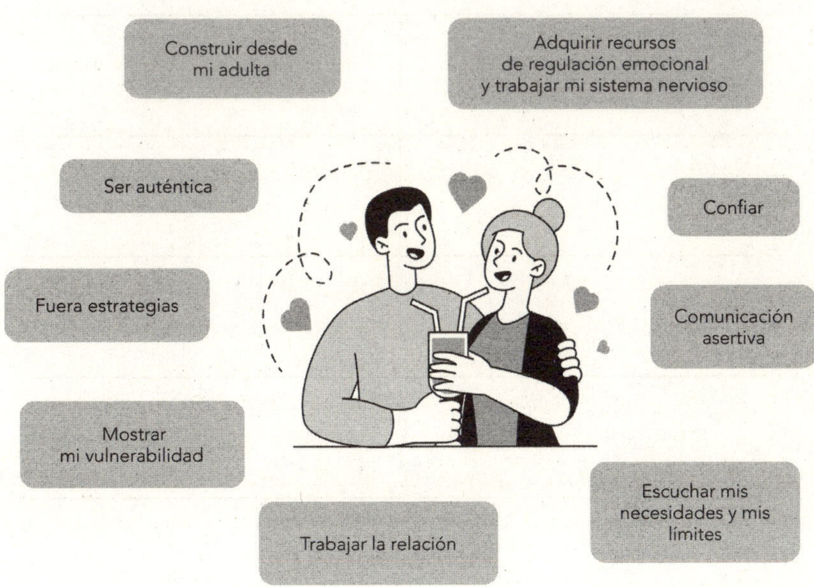

Te propongo que reflexiones sobre esas claves para construir relaciones sanas y que las realices en tu día a día.

¿Con qué pequeñas acciones en tu día a día puedes empezar a construir relaciones sanas? Puedes anotar la recomendación y la acción que te comprometes a llevar a cabo. Te dejo un ejemplo para que puedas entenderlo mejor:

| Recomendación | Acción |
|---|---|
| Mostrar mi vulnerabilidad | Contarle a la otra persona algún problema o algo complejo que tengo conmigo misma. |
| | |
| | |
| | |
| | |
| | |

# EPÍLOGO
## Exponte a tus miedos

Gracias por acompañarme a lo largo de estas páginas. Cuando comencé a escribir este libro tenía algo claro: quería ayudar a las personas que están sufriendo en sus relaciones a poder entenderse un poquito mejor, poder generar la curiosidad de mirar dentro de ellas, conocer el motivo de por qué están dónde están y, sobre todo, conocer las claves para poder salir de ese lugar que tanto dolor les están generando. Espero que mi propósito se haya cumplido y ahora puedas entender mejor cómo funcionan las relaciones, puedas incorporar las claves para salir de aquellas que duelen y esto te permita construir otras nuevas que sean sanas.

Es posible que a lo largo del libro se te hayan removido pequeñas cosas dentro de ti al sentirte identificada con las cosas que expliqué. Espero, de corazón, que en estos casos te haya podido ayudar a entenderte un poquito mejor. Y, sobre todo, que te haya servido para hacerte entender que no hay nada de malo en ti. Que, al final, todos somos personas que llevamos una mochila a nuestras espaldas, con experiencias que de alguna manera nos han llevado al lugar en el que estamos hoy. Poder mirar hacia dentro, plantearnos hacia dónde queremos ir y trabajar en nosotros mismos para llegar a nuestro destino es la clave.

Como ya vimos a lo largo del libro, caer en relaciones que duelen puede ser muy fácil, sobre todo si portamos ciertas heridas emocionales que nos predisponen a ello. Si soy una persona que no me siento lo suficientemente importante, o si necesito sentirme vista y querida por los demás para así yo poder sentirme segura, será muy fácil que la primera persona que pase por mi lado y me dé un poquito de eso haga que caiga rendida a sus pies. Idealizaré a esa persona en mi mente, autoconvenciéndome una y otra vez de que será él quien me dará todo eso que yo necesito, ya que hasta hoy yo no he sido capaz de dármelo por mí misma.

Cuando aprendemos a sentirnos valoradas por nosotras mismas, cuando no necesitamos que otra persona nos haga sentir importantes porque tenemos una autoestima trabajada y fuerte, cuando gana la seguridad que necesitamos para poder disfrutar del tiempo con una misma, soltamos por fin los vínculos que duelen. Desde ese lugar, podemos elegir bien, y así lo hacemos porque no buscamos desde nuestras carencias.

Al finalizar la lectura, vimos algunas claves para ganar esa seguridad que necesitas para construir relaciones sanas. Si, para concluir, tuviera que resumirla en una, esta sería: exponte a tus miedos. Porque tienes que demostrarte a ti misma que todo eso tan horrible que te cuenta tu mente que va a pasar cuando te alejes de esa persona no es verdad. Por el contrario, cuando nos exponemos a nuestros miedos, descubrimos que nuestra vida es aún más maravillosa cuando esa persona no está en ella. Exponernos a nuestros miedos no es fácil, y es posible que necesitemos ayuda profesional que nos acompañe. Si sientes que es tu caso, te animo a que lo hagas, pues no te vas a arrepentir.

Mi último consejo es que gastes tus energías en construir una vida que te enamore: todo cuanto necesitas para vivir una vida plena está dentro de ti. No dejes que tu mente te juegue malas pasadas y, si en algún momento lo necesitas, pide ayuda.

Para ello, elige bien a qué personas dejas entrar en tu vida. Compartir es maravilloso, pero solo cuando ambos están abiertos y disponibles emocionalmente a construir algo sano.

Gracias por llegar hasta aquí, y recuerda: no hay nada de malo en ti, todo está bien. Y quién no pueda verlo es porque ahí no es.

Para conocer más contenido de valor que te inspire a ganar la seguridad que necesitas para vivir las relaciones que mereces, sígueme en mi cuenta de Instagram @psicologaencarni.

## TE OFREZCO MI AYUDA

Recuerda que no tienes
que poder sola con todo.

Si necesitas ayuda,
puedo acompañarte
en tu proceso.

Escríbeme a:
encarniromeropsicologa@gmail.com